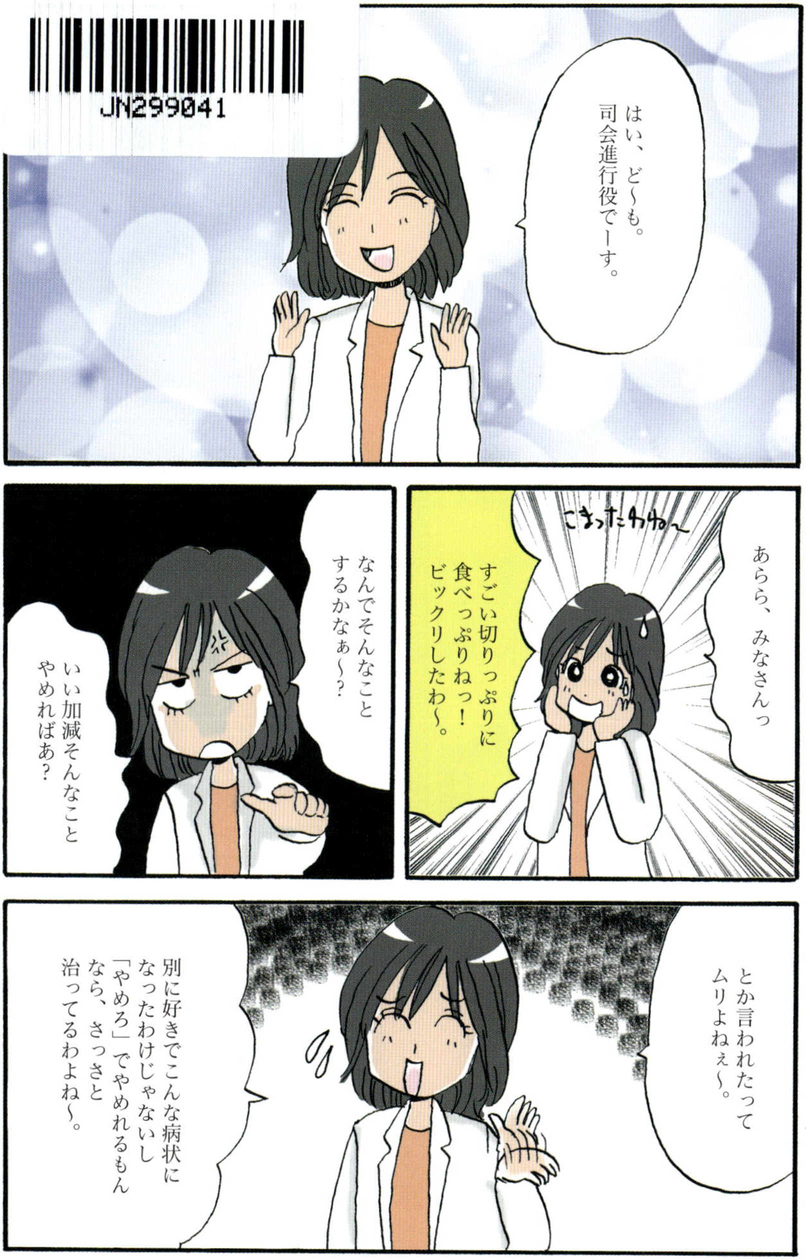

はい、ど〜も。司会進行役でーす。
あらら、みなさんっ
すごい切りっぷりに食べっぷりねっ！ビックリしたわ〜。
こまったわね〜
なんでそんなことするかなぁ〜？
いい加減そんなことやめればあ？
とか言われたってムリよねぇ〜。
別に好きでこんな病状になったわけじゃないし「やめろ」でやめれるもんなら、さっさと治ってるわよね〜。

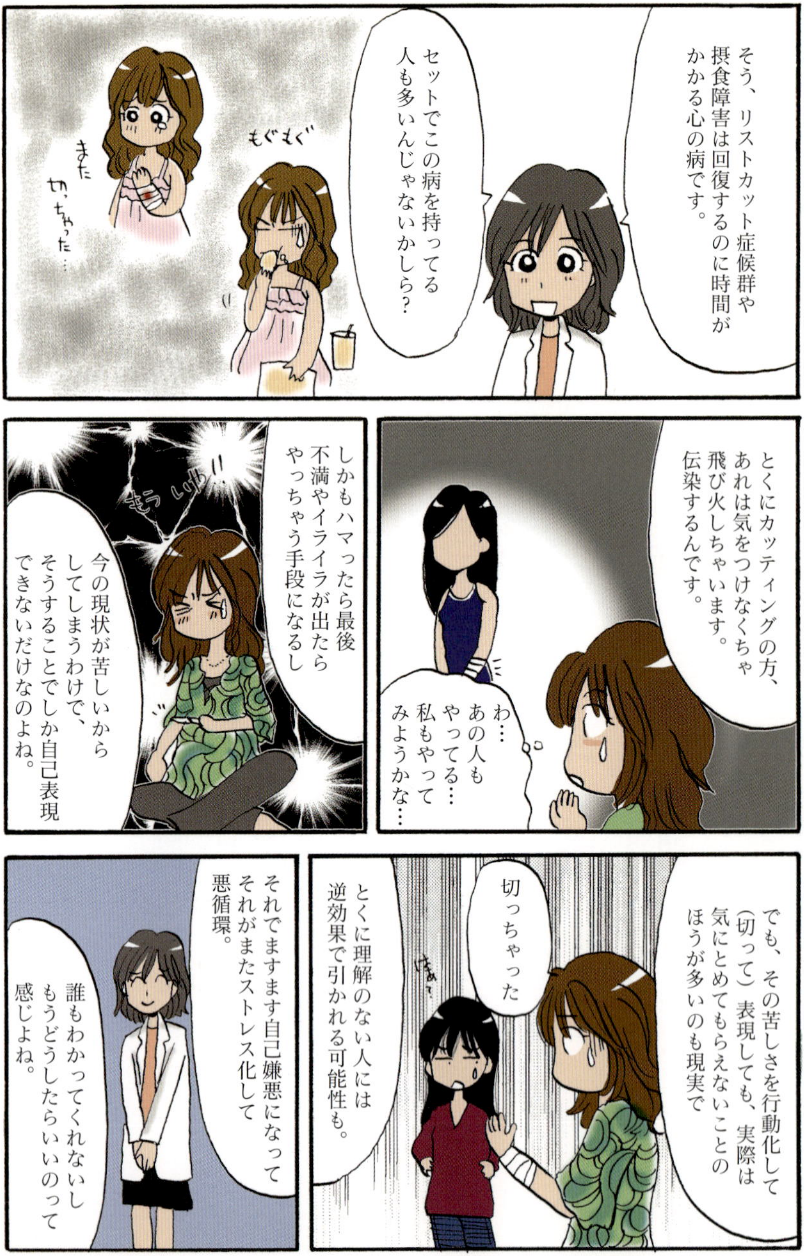

そう、リストカット症候群や摂食障害は回復するのに時間がかかる心の病です。
セットでこの病を持ってる人も多いんじゃないかしら？
もぐもぐ
また切っちゃった…
とくにカッティングの方、あれは気をつけなくちゃ飛び火しちゃいます。伝染するんです。
わ…あの人もやってる…私もやってみようかな…
しかもハマったら最後不満やイライラが出たらやっちゃう手段になるし
もういや!!
今の現状が苦しいからしてしまうわけで、そうすることでしか自己表現できないだけなのよね。
でも、その苦しさを行動化して（切って）表現しても、実際は気にとめてもらえないことのほうが多いのも現実で
切っちゃった
とくに理解のない人には逆効果で引かれる可能性も。
それでますます自己嫌悪になってそれがまたストレス化して悪循環。
誰もわかってくれないしもうどうしたらいいのって感じよね。

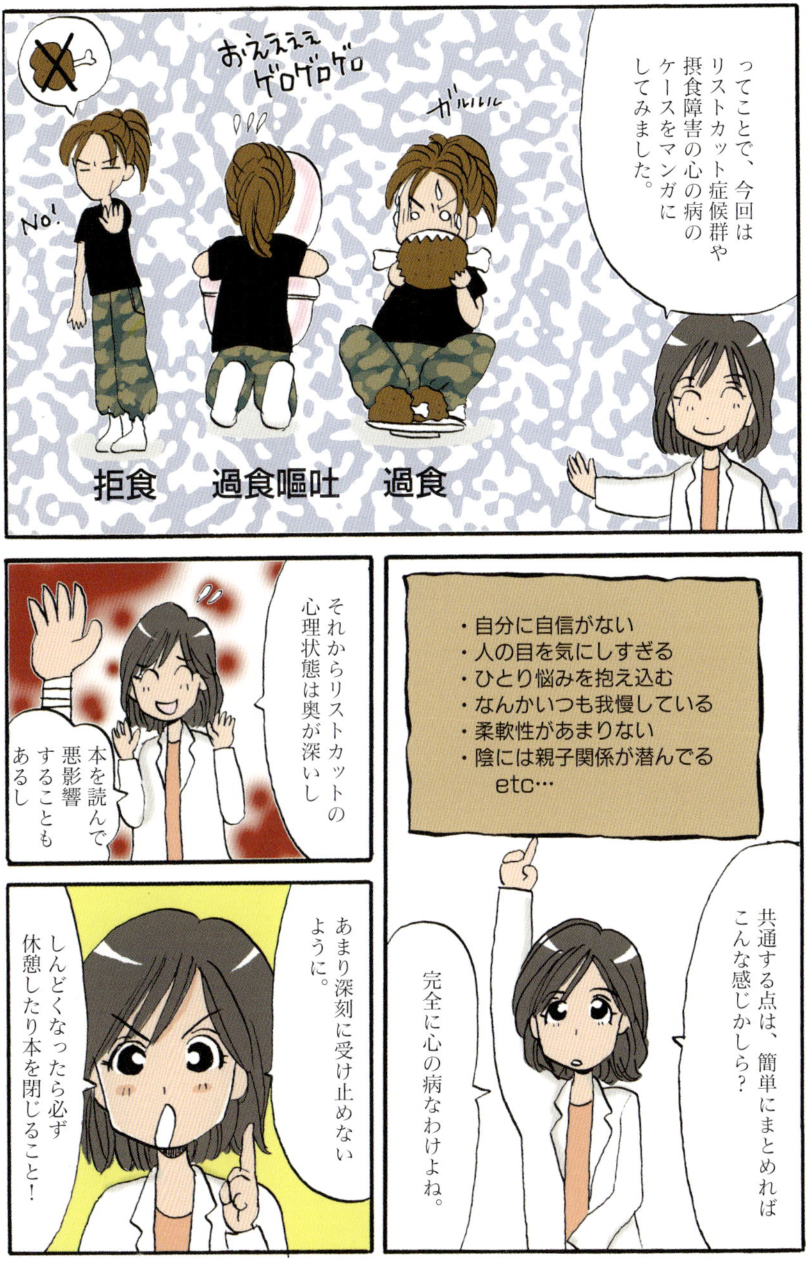
ってことで、今回はリストカット症候群や摂食障害の心の病のケースをマンガにしてみました。
ガルルルル
過食
おえええぇ ゲロゲロゲロ
過食嘔吐
NO!
拒食
共通する点は、簡単にまとめればこんな感じかしら？
・自分に自信がない
・人の目を気にしすぎる
・ひとり悩みを抱え込む
・なんかいつも我慢している
・柔軟性があまりない
・陰には親子関係が潜んでる
etc…
完全に心の病なわけよね。
それからリストカットの心理状態は奥が深いし
本を読んで悪影響することもあるし
あまり深刻に受け止めないように。
しんどくなったら必ず休憩したり本を閉じること！

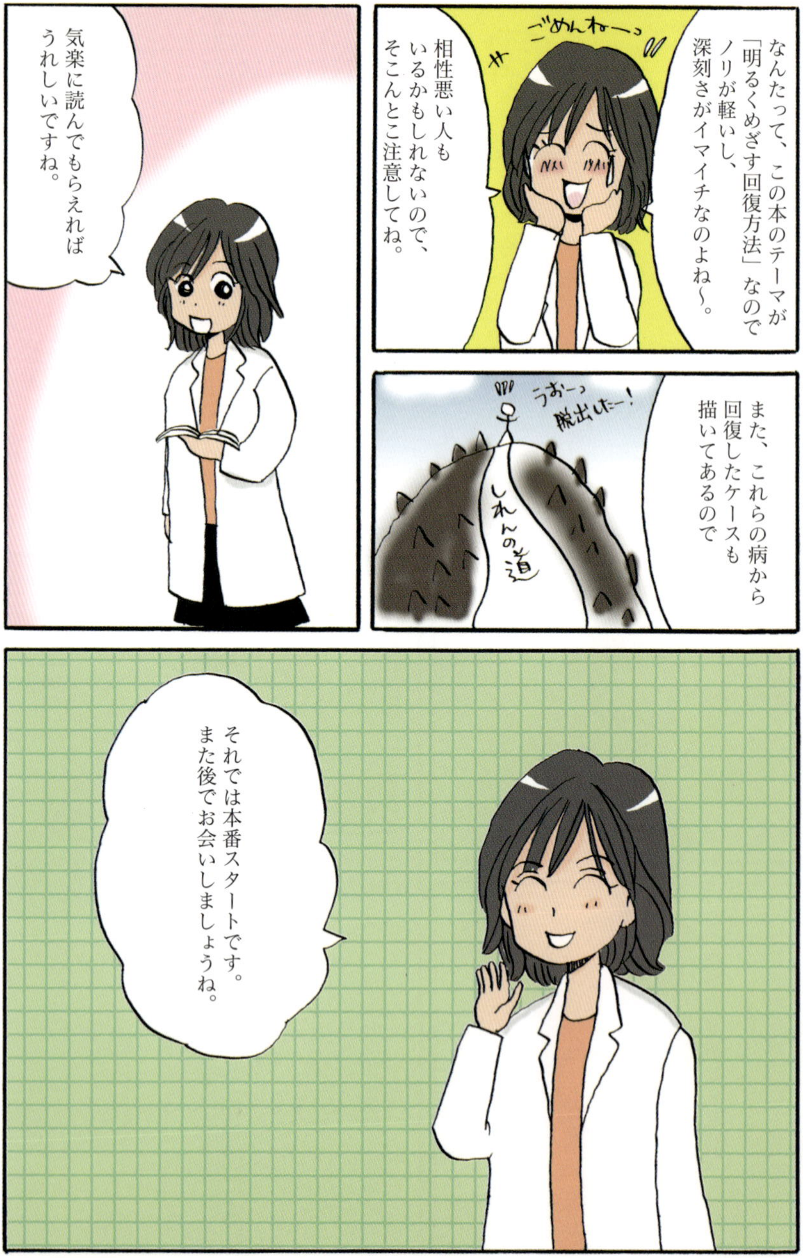

なんたって、この本のテーマが「明るくめざす回復方法」なのでノリが軽いし、深刻さがイマイチなのよね〜。
ごめんね〜っ
相性悪い人もいるかもしれないので、そこんとこ注意してね。
また、これらの病から回復したケースも描いてあるので
うおーっ 脱出したー!
しれんの道
気楽に読んでもらえればうれしいですね。
それでは本番スタートです。また後でお会いしましょうね。

マンガ

リストカット症候群から卒業したい人たちへ

──ストップ・ザ・カッティング──

著

たなかみる

執筆協力

精神科医　西側充宏

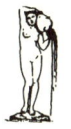

星　和　書　店

Seiwa Shoten Publishers

2-5 Kamitakaido 1-Chome
Suginamiku Tokyo 168-0074, Japan

Manga
Understanding and Ending self-injury

by

Miru Tanaka

and

Mitsuhiro Nishigawa, M.D.

はじめに

リストカット症候群を持つ方には摂食障害もセットで併発してる方も多くて、リストカット症候群や摂食障害はどう考えても心の病だし、普通の精神状態なら、しない行為ですよね。そして、どっちかというと感情表現が乏しい人に多い気がします。
以前なら「リストカット（カッティング）といえばBPD（ボーダーライン・パーソナリティー・ディスオーダー＝境界性人格障害）」とみられがちな症状でもありましたが、現在は、んなこともなくやたら多様化してます。またリストカットは自殺する手段でやってしまう方も多いです。
さて、今回メインに書かせてもらうのは「歯止めのきかないリストカット症候群」＆「摂食障害」。これらの病になったことのない人は「なんでそんなことするんだろ？」と理解できないものだろうし、「切ってても まず死にません」とおっしゃる方もいると思います。私自身現在もしっかり生きておりますし（笑）たしかにそうなんですが、でもこれはよく考えれば、ただ単に「助けてくれた人がいてくれたからこそ」今現在の私がいるだけだったりします。実際これが原因で亡くなった方もおられますし、エスカレートすると、本当に死に至る危険性もある病（行為）です。またカッティングと似た自傷行為で瀉血《しゃけつ》（血抜き）されてる方もおられますが、これも、やりすぎたら出血性ショックになったり大変危険なわけです。

カッティングは今の現状が「つらい、苦しい」とか「あいつムカつく（手首の人格化）」「イライラする」「不安定になった精神的苦痛を安定させるため」など、耐えられない（自分の中で許されない）いろいろな精神的苦痛を言葉として吐き出せないからやってしまう行為だし、摂食障害だって結局のところ、そうだと思います。そして、両病ともそれが現在の発散の手段、表現手段なら仕方ないことだとも思います。だって私も当事者だったし「やめて」なんて口がさけても言える立場じゃないですし、「やめろ」でやめれたら病院行く必要もないですし、悩んだりしませんよね。で、カッティングと摂食障害は、やってる行動は違いますが、心理状態が似ている部分が結構あると思います。

・イライラして手首、腕、首、足など切りまくる

・イライラして必要以上に食べまくる（もしくは嘔吐する、拒絶する）
・異常に切ること（血）に執着している
・異常に食に執着している（拒食も裏を返せば食にこだわってる証拠）
・切った後、自己嫌悪、罪悪感に陥る
・食べた後、自己嫌悪、罪悪感に陥る
・両病とも「お金」がかかる（リストカットの場合は処置代）（食の場合は食費）
・ハマったら最後、やめようと思ってもなかなかやめられない。
・回復するのに時間がかかる

などなど。まあすべて当てはまってるわけでもないですが、そんな感じなので両病とも当事者それぞれ心理パターンも違いますが、でもそんな行為を見て不快な気持ちや悲しい気持ちになる人がいるということも現実だし、周りの人はどう接していいのかわからないのも現実だったりします。なので、これらのことを何度も繰り返すことによって大事な人が離れていってしまったりすることだってあるわけで、のめり込むと大変危険な病です。やっぱりすべての人が理解してくれる病（行為）ではないと思っていますが、少しでも病への理解を深めてもらえるように、回復していってるケースなんかもなにげに書かせてもらっているので参考になればうれしいです。

また今回この本に関して協力してくださった方たちから「軽く明るく書かせてもらうよ〜」と了承を得て書かせていただいてます。書く側の私のノリも軽いですし（だって難しいの嫌いだし重いのしんどいし）、本書を読むことによって病状が悪化する場合もあるかもしれませんし、回復中の方はぶり返しちゃうことだってあるかもしれませんので、

※しんどくなったら（ヤバいと感じたら）必ずすぐに休憩してください。本を封印してください。

特にリストカット症候群（瀉血もね。笑）はつられて伝染しちゃうかもしれないからね。そこんところくれぐれもヨロシクお願いいたします。

目次

はじめに　vii

第1章　彼女たちの場合……1

Aさんの場合　5／Bさんの場合　10／Cさんの場合　13／Dさんの場合　18／Eさんの場合　23

♣精神科医 西側先生のコメント　27

第2章　リストカット4コママンガ集……29

リストカットは伝染する　33／リストカッター同士でモメる　34／男性のリストカット患者さ

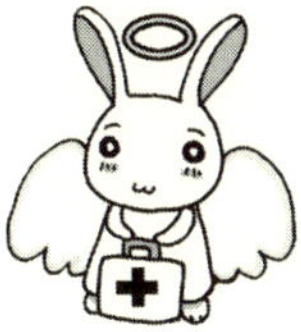

ん　35／貸せ貸せ娘　36／見せつけてやるカッティングはやっぱりモメる元　37／リストカット症候群を克服したお姉さん　38／若い娘たちの悩み　39／なぜか傷痕を残したい女性　40／はさみで切ったりする人　41／瀉血（しゃけつ）したい患者さん　42／強引に伝染させるリストカット　43／当時のアダナ　44／外科医の説明　45／親切で優しかった外科医　46／初めての体験1本縫い　47／子どもたちの反応　48／番外編――過食嘔吐にがんばる女性　49

♣精神科医　西側先生のコメント　50

◆熱血ムキムキお兄さんのアドバイス　52

第3章　めざせリストカット症候群回復の道のり……57

みるとゆみの「私たちは切りたい衝動をこうやって乗り切ってます」　59

●リストカットなどの衝動的行動を抑える手段にはお薬は有効だと思います　65

♣精神科医　西側先生のコメント　68

カッティング回復編――ゆみさんの場合　72

◆ゆみさんによる体験記　今こんな感じで過ごしています　85

カッティング回復編――たなかの場合　87
●私のリストカット回復について　102
♣精神科医　西側先生のコメント　104
たなかの左手首・その後。　105
●リストカット症候群（手首自傷症候群）に関して　108
♣精神科医　西側先生のコメント　112

第4章　めざせ摂食障害回復の道のり……115

摂食障害回復編――たなかの場合　117
●私の摂食障害回復について　127

第5章　リストカットや摂食障害について私なりに頑張って考えてみたの巻……129

●リストカット症候群や摂食障害について考えてみよう〈その1〉　131
Fさんの場合　133
♣精神科医　西側先生のコメント　135
●リストカット症候群や摂食障害について考えてみよう〈その2〉　138
●ご家族、身近な方々へ　142
♣精神科医　西側先生のコメント　146

おまけ

ありのおはなし　153

あとがき　165
発刊に寄せて　169
著者略歴　171

第1章

彼女たちの場合

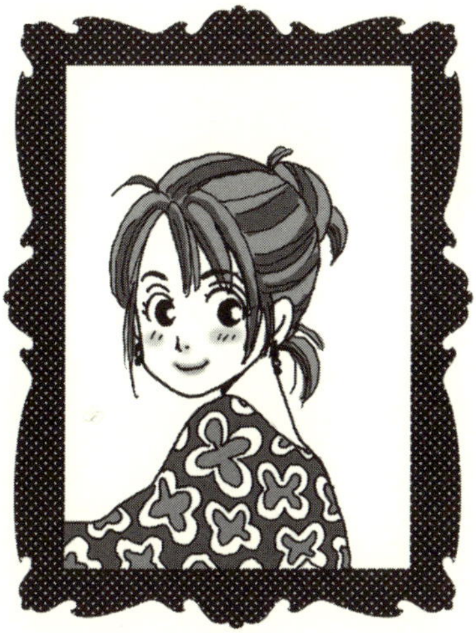

注意

カッティングシーンなどあります！
しんどくなったら
必ず**本を読むのを中断**して
休憩してくださいね。

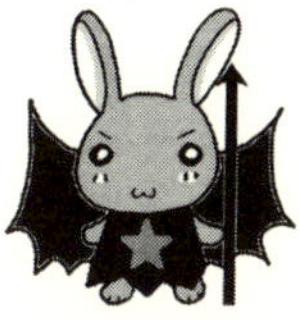

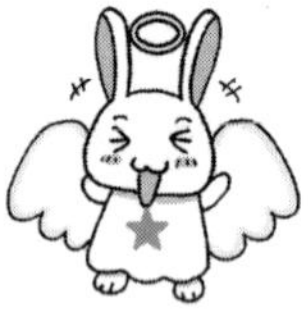

※このマンガに登場する方々は
本人から了承を得ておりますが,
プライバシーに配慮して
個人が特定できないように
描かせていただいてます。

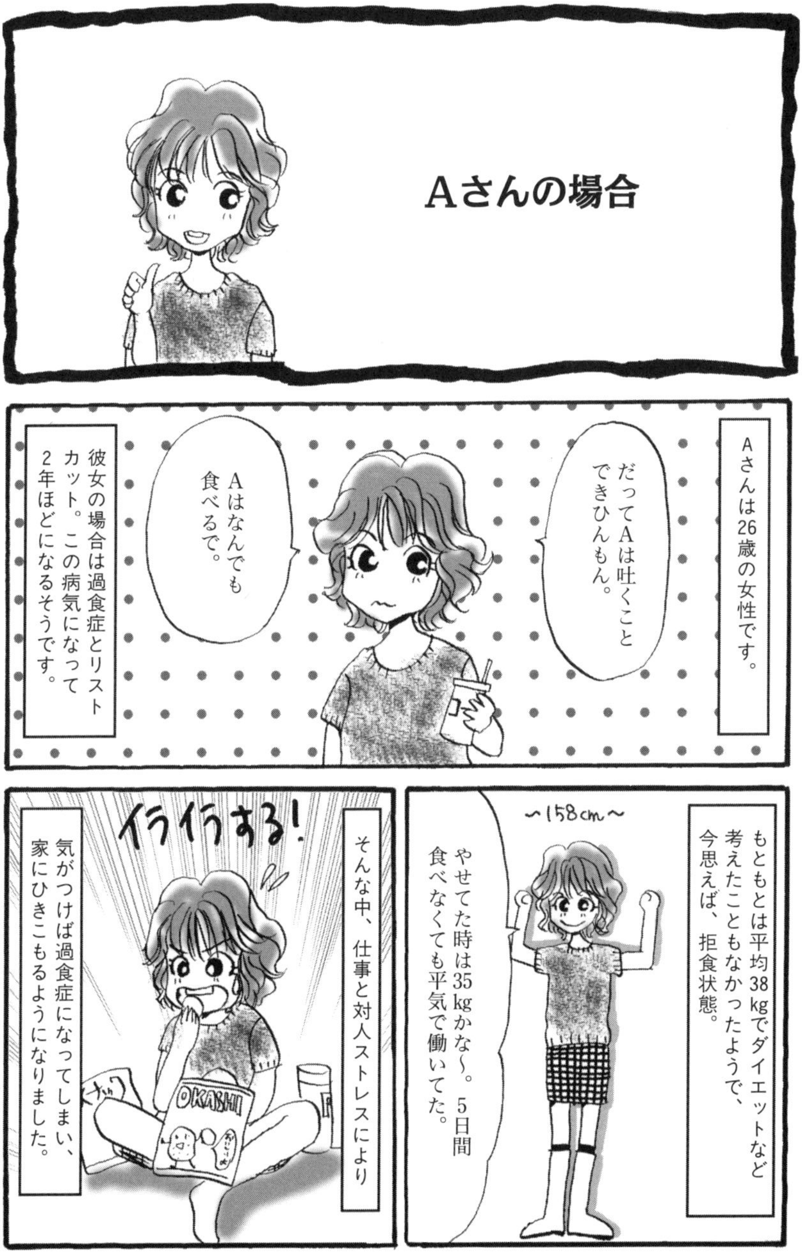
Aさんの場合
Aさんは26歳の女性です。
だってAは吐くことできひんもん。
Aはなんでも食べるで。
彼女の場合は過食症とリストカット。この病気になって2年ほどになるそうです。
もともとは平均38kgでダイエットなど考えたこともなかったようで、今思えば、拒食状態。
～158cm～
やせてた時は35kgかな～。5日間食べなくても平気で働いてた。
そんな中、仕事と対人ストレスにより
イライラする!
OKASHI
気がつけば過食症になってしまい、家にひきこもるようになりました。

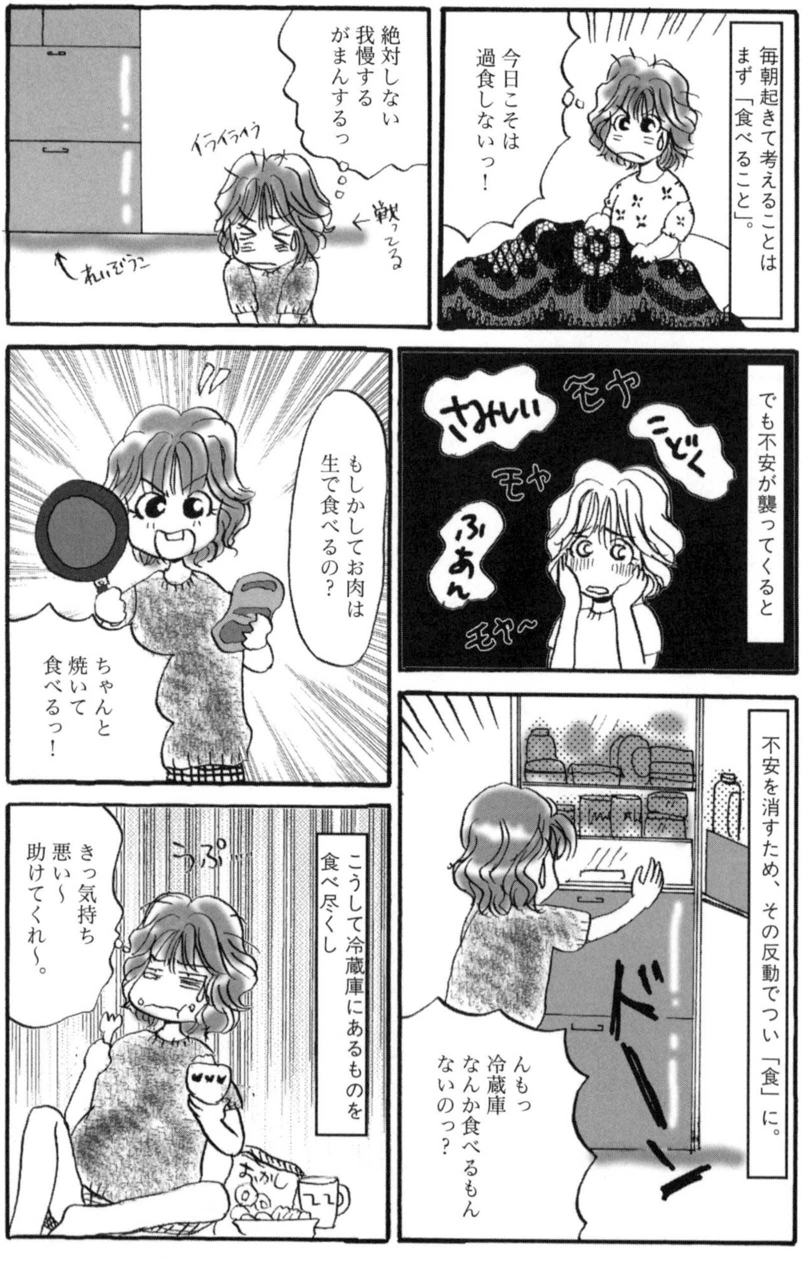
毎朝起きて考えることは
まず「食べること」。
今日こそは過食しないっ！
絶対しない
我慢する
がまんするるっ
イライライラ
戦ってる
れいぞうこ
でも不安が襲ってくると
さみしい
モヤ
こどく
モヤ
ふあん
モヤ〜
もしかしてお肉は生で食べるの？
ちゃんと焼いて食べるっ！
不安を消すため、その反動でつい「食」に。
んもっ冷蔵庫なんか食べるもんないのっ？
ドーーー
こうして冷蔵庫にあるものを食べ尽くし
うぷ…
きっ気持ち悪い〜助けてくれ〜。
おかし

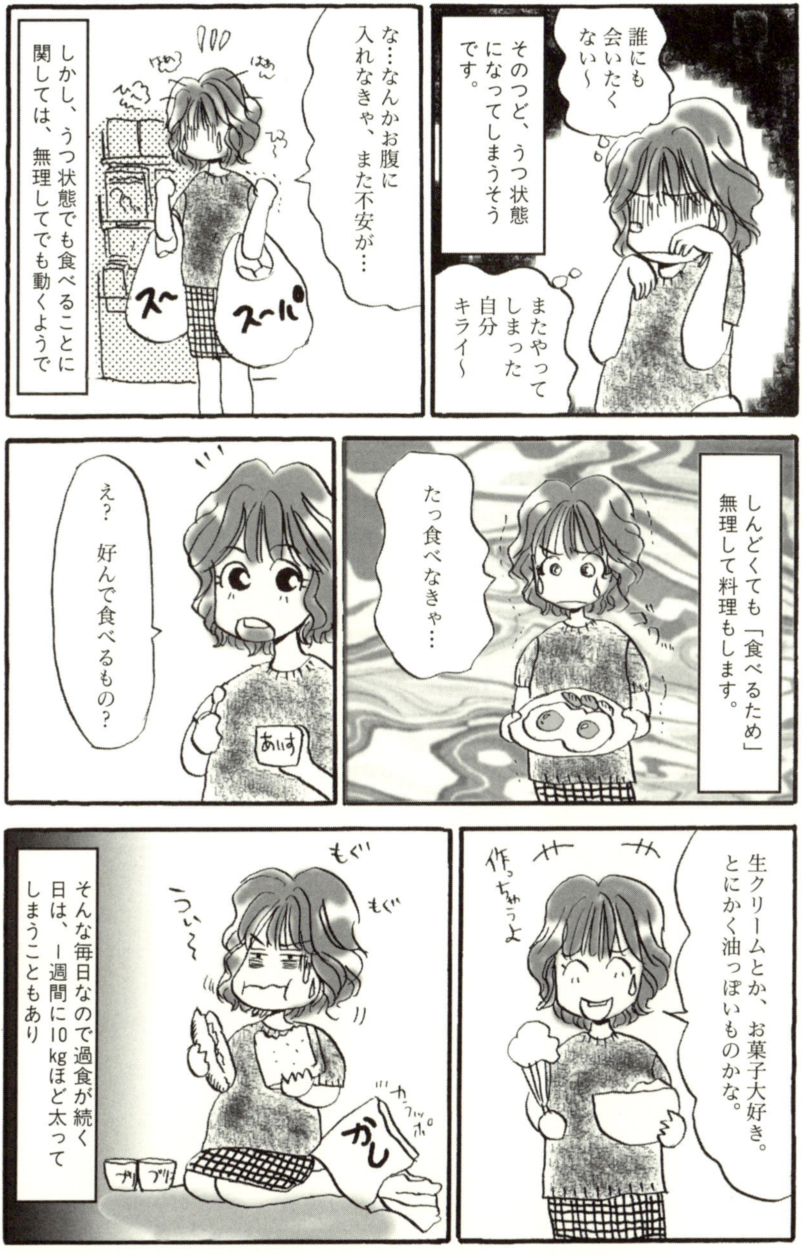
誰にも会いたくない〜
そのつど、うつ状態になってしまうそうです。
またやってしまった自分キライ〜
な…なんかお腹に入れなきゃ、また不安が…
スーパ
ス〜
しかし、うつ状態でも食べることに関しては、無理してでも動くようで
しんどくても「食べるため」無理して料理もします。
たっ食べなきゃ…
え？　好んで食べるもの？
あいす
生クリームとか、お菓子大好き。とにかく油っぽいものかな。
作っちゃうよ
もぐ
もぐ
うぃ〜
かし
そんな毎日なので過食が続く日は、1週間に10kgほど太ってしまうこともあり

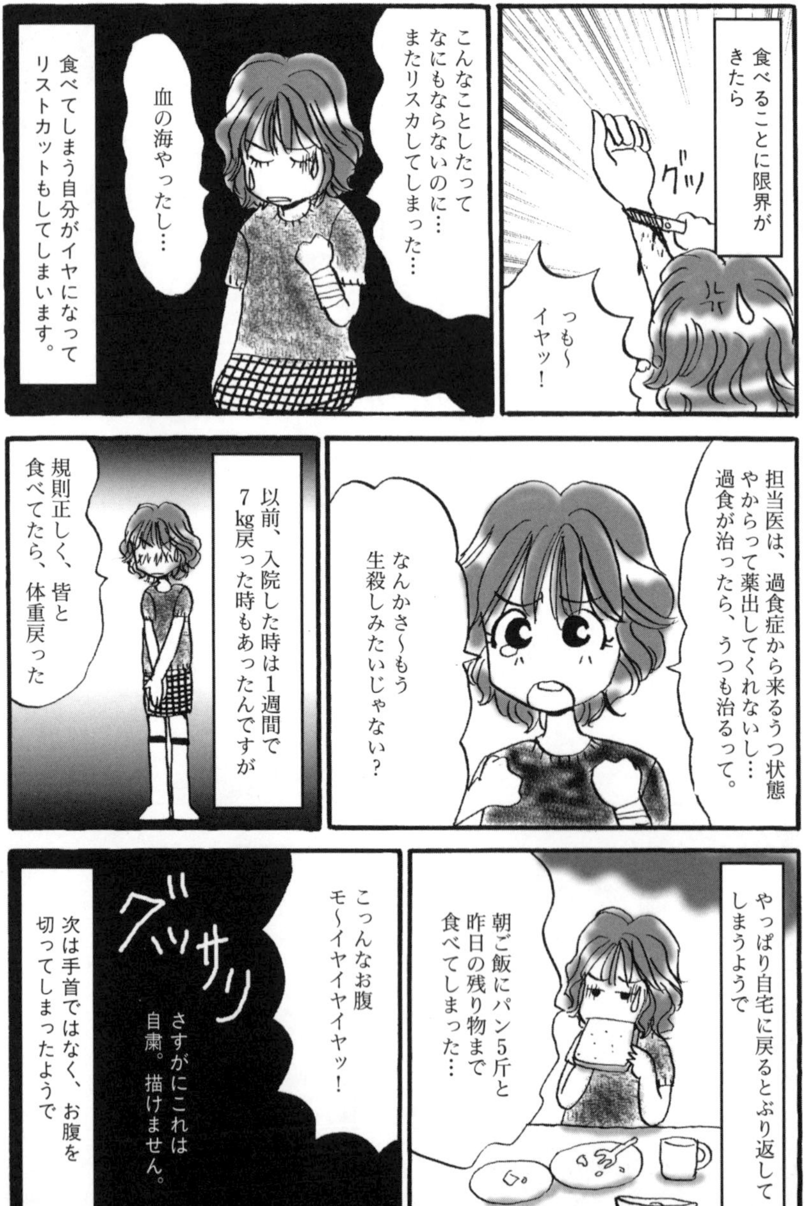
食べることに限界がきたら
グッ
っも〜イヤッ！
こんなことしたってなにもならないのに…またリスカしてしまった…
血の海やったし…
食べてしまう自分がイヤになってリストカットもしてしまいます。
担当医は、過食症から来るうつ状態やからって薬出してくれないし…過食が治ったら、うつも治るって。
なんかさ〜もう生殺しみたいじゃない？
以前、入院した時は１週間で７kg戻った時もあったんですが
規則正しく、皆と食べてたら、体重戻った
やっぱり自宅に戻るとぶり返してしまうようで
朝ご飯にパン５斤と昨日の残り物まで食べてしまった…
こっんなお腹モ〜イヤイヤイヤッ！
グッサリ
さすがにこれは自粛。描けません。
次は手首ではなく、お腹を切ってしまったようで

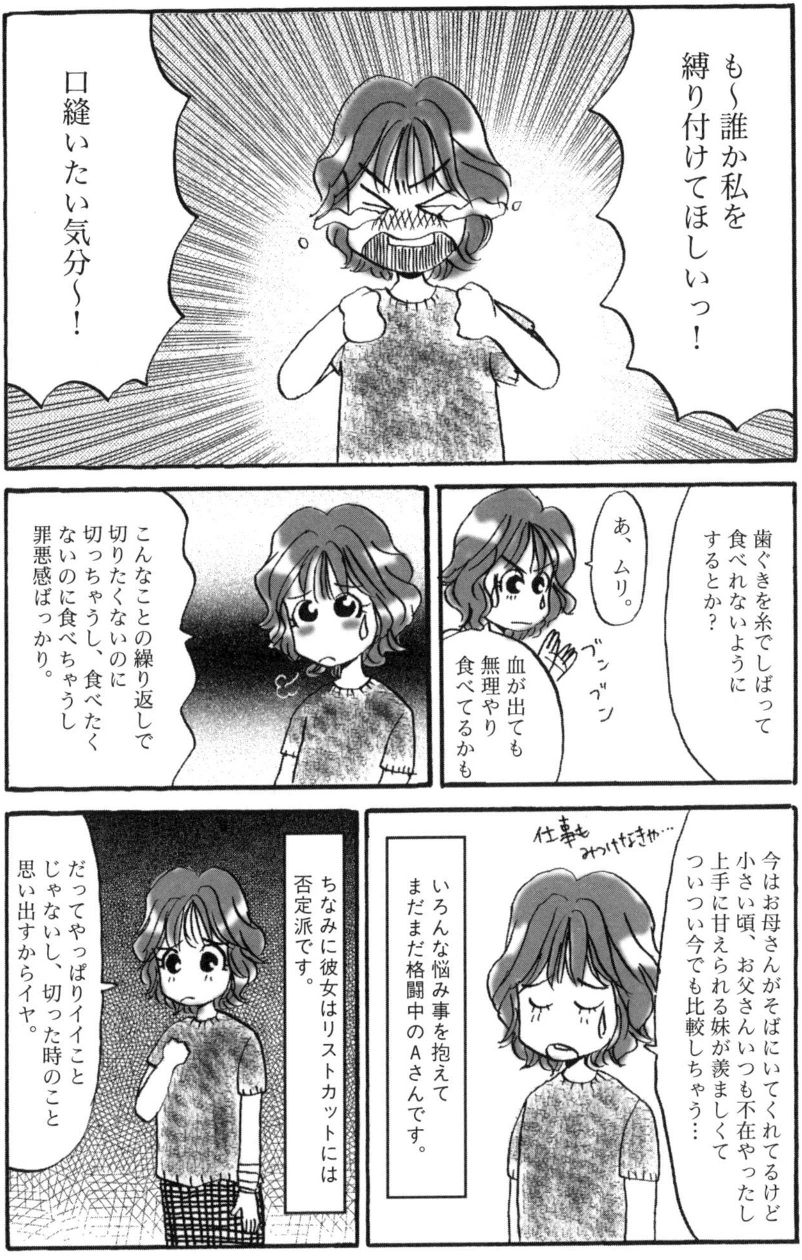
も～誰か私を縛り付けてほしいっ！
口縫いたい気分～！
歯ぐきを糸でしばって食べれないようにするとか？
あ、ムリ。
ブンブン
血が出ても無理やり食べてるかも
こんなことの繰り返しで切りたくないのに切っちゃうし、食べたくないのに食べちゃうし罪悪感ばっかり。
今はお母さんがそばにいてくれてるけど小さい頃、お父さんいつも不在やったし上手に甘えられる妹が羨ましくてついつい今でも比較しちゃう…
仕事もみつけなきゃ…
いろんな悩み事を抱えてまだまだ格闘中のAさんです。
ちなみに彼女はリストカットには否定派です。
だってやっぱりイイことじゃないし、切った時のこと思い出すからイヤ。

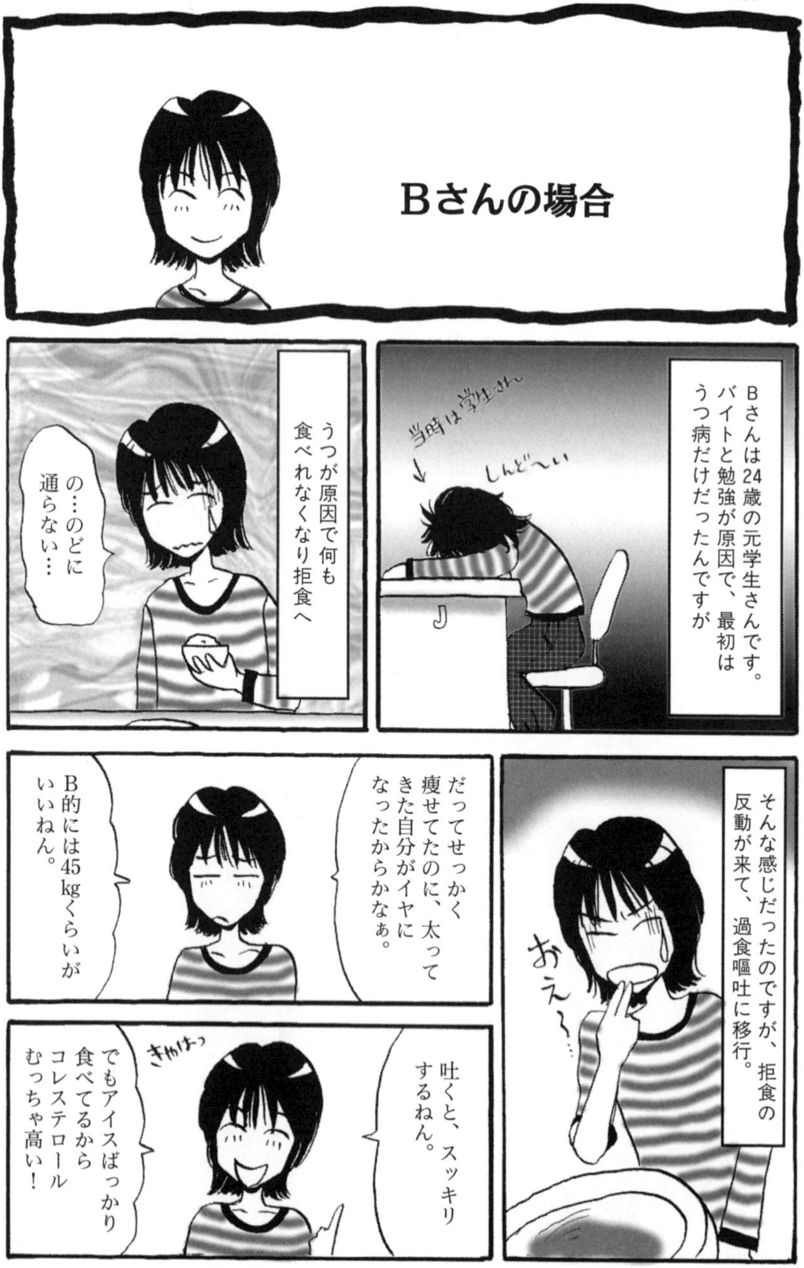
Bさんの場合
Bさんは24歳の元学生さんです。
バイトと勉強が原因で、最初は
うつ病だけだったんですが
当時は学生さん
しんどーい
うつが原因で何も
食べれなくなり拒食へ
の…のどに
通らない…
そんな感じだったのですが、拒食の
反動が来て、過食嘔吐に移行。
おえ～…
だってせっかく
痩せてたのに、太って
きた自分がイヤに
なったからかなぁ。
B的には45 kgくらいが
いいねん。
吐くと、スッキリ
するねん。
きゃはっ
でもアイスばっかり
食べてるから
コレステロール
むっちゃ高い！

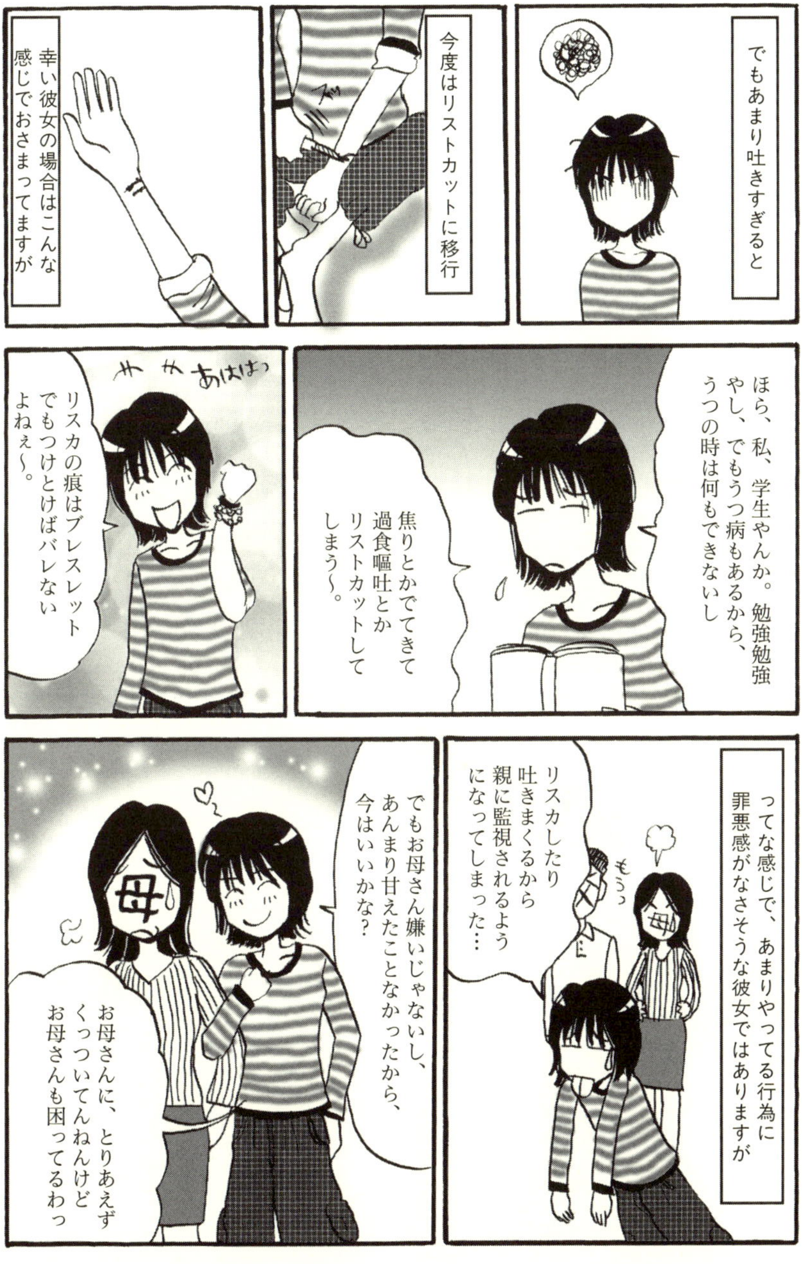
でもあまり吐きすぎると
今度はリストカットに移行
幸い彼女の場合はこんな感じでおさまってますが
ほら、私、学生やんか。勉強勉強やし、でもうつ病もあるから、うつの時は何もできないし
焦りとかでてきて過食嘔吐とかリストカットしてしまう〜。
あははっ
リスカの痕はブレスレットでもつけとけばバレないよねぇ〜。
ってな感じで、あまりやってる行為に罪悪感がなさそうな彼女ではありますが
リスカしたり吐きまくるから親に監視されるようになってしまった…
もうっ
母
でもお母さん嫌いじゃないし、あんまり甘えたことなかったから、今はいいかな？
母
お母さんに、とりあえずくっついてんねんけどお母さんも困ってるわっ

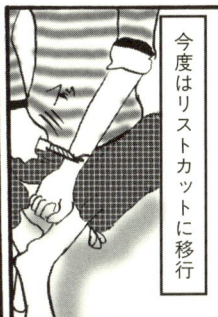

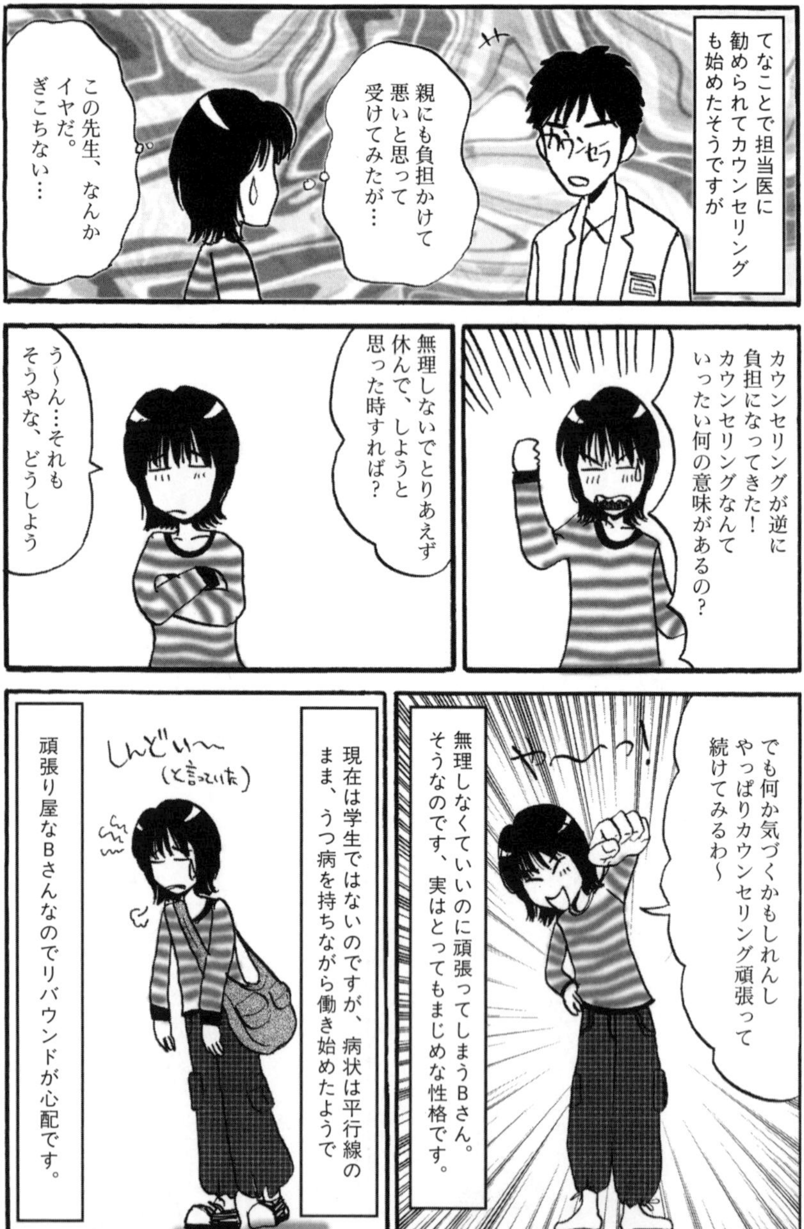
てなことで担当医に勧められてカウンセリングも始めたそうですが
カウンセラ
親にも負担かけて悪いと思って受けてみたが…
この先生、なんかイヤだ。ぎこちない…
カウンセリングが逆に負担になってきた！カウンセリングなんていったい何の意味があるの？
無理しないでとりあえず休んで、しようと思った時すれば？
う～ん…それもそうやな、どうしよう
でも何か気づくかもしれんしやっぱりカウンセリング頑張って続けてみるわ～
やー～っ！
無理しなくていいのに頑張ってしまうBさん。そうなのです、実はとってもまじめな性格です。
現在は学生ではないのですが、病状は平行線のまま、うつ病を持ちながら働き始めたようで
しんどい～
(と言っていた)
頑張り屋なBさんなのでリバウンドが心配です。

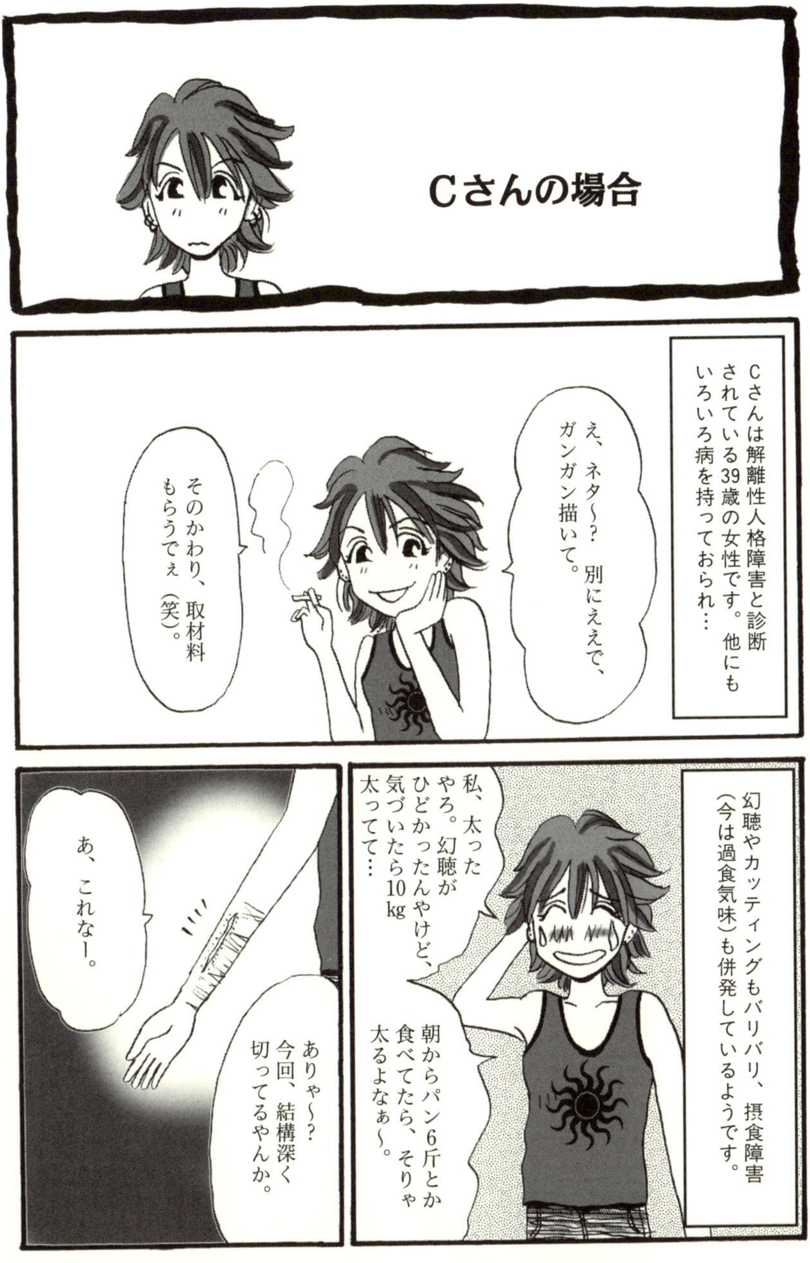
Cさんの場合
Cさんは解離性人格障害と診断されている39歳の女性です。他にもいろいろ病を持っておられ…
え、ネタ〜？ 別にええで、ガンガン描いて。
そのかわり、取材料もらうでぇ（笑）。
幻聴やカッティングもバリバリ、摂食障害（今は過食気味）も併発しているようです。
私、太ったやろ。幻聴がひどかったんやけど、気づいたら10kg太ってて…
朝からパン6斤とか食べてたら、そりゃ太るよなぁ〜。
あ、これなー。
ありゃ〜？ 今回、結構深く切ってるやんか。

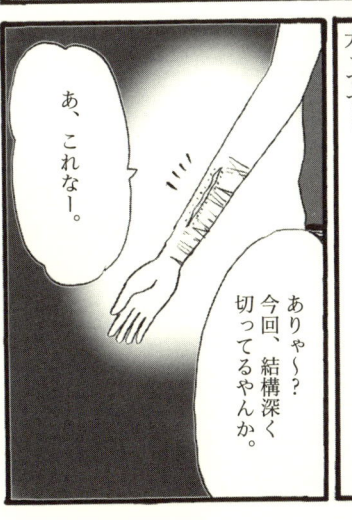

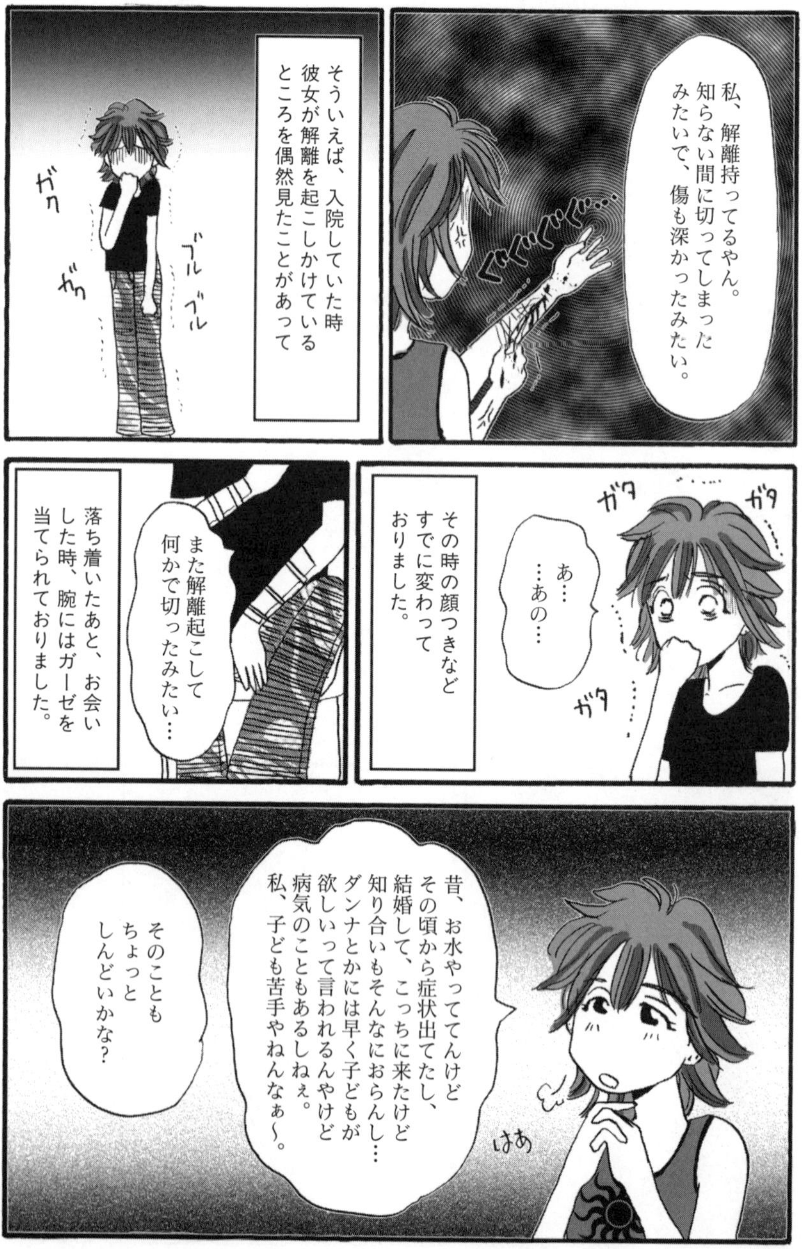
私、解離持ってるやん。
知らない間に切ってしまった
みたいで、傷も深かったみたい。
ぐぐぐぐ…
そういえば、入院していた時
彼女が解離を起こしかけている
ところを偶然見たことがあって
ガク
ガク
ブル
ブル
ガタ
ガタ
あ…
…あの…
ガタ
その時の顔つきなど
すでに変わって
おりました。
また解離起こして
何かで切ったみたい…
落ち着いたあと、お会い
した時、腕にはガーゼを
当てられておりました。
昔、お水やっててんけど
その頃から症状出てたし、
結婚して、こっちに来たけど
知り合いもそんなにおらんし…
ダンナとかには早く子どもが
欲しいって言われるんやけど
病気のこともあるしねぇ。
私、子ども苦手やねんなぁ～。
そのことも
ちょっと
しんどいかな？
はあ

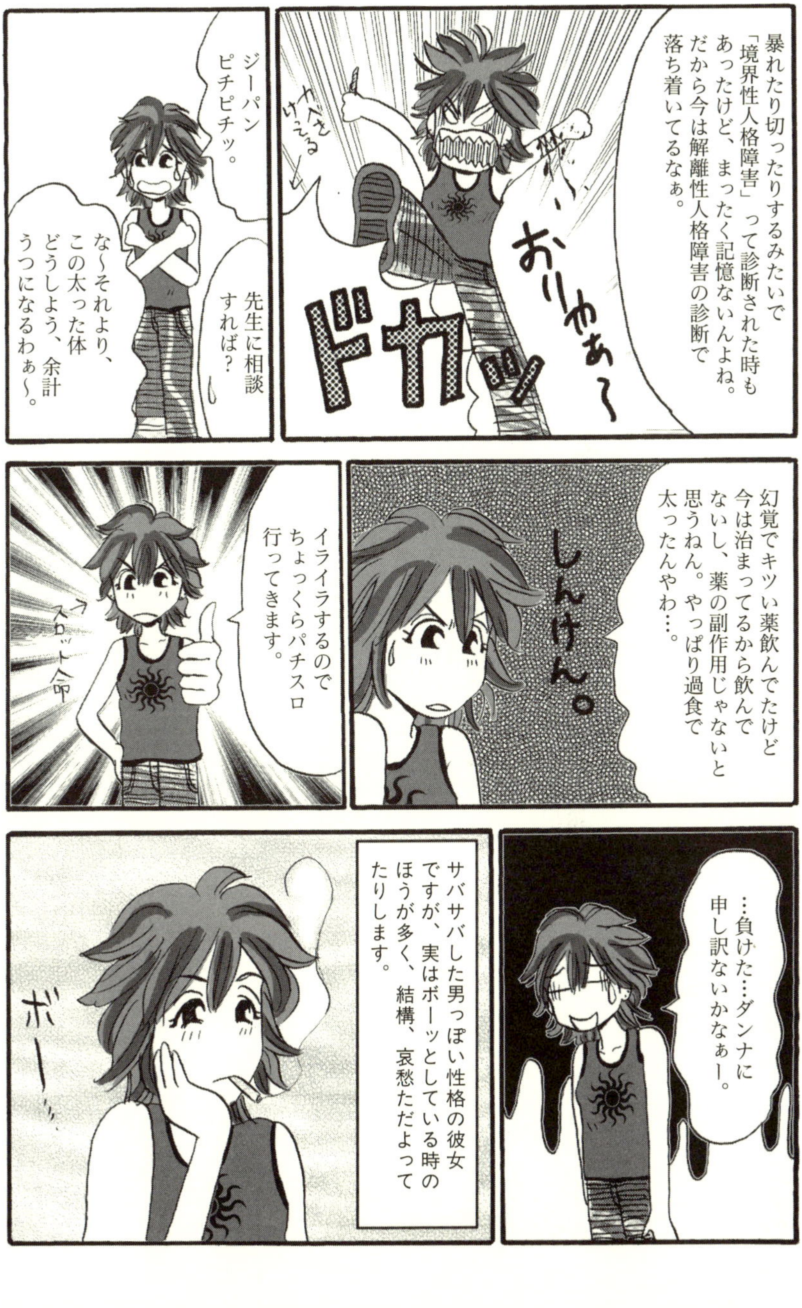
暴れたり切ったりするみたいで
「境界性人格障害」って診断された時も
あったけど、まったく記憶ないんよね。
だから今は解離性人格障害の診断で
落ち着いてるなぁ。
おりゃあ〜
ドカッ
カベをけってる
ジーパン
ピチピチッ。
先生に相談
すれば？
な〜それより、
この太った体
どうしよう、余計
うつになるわぁ〜。
幻覚でキツい薬飲んでたけど
今は治まってるから飲んで
ないし、薬の副作用じゃないと
思うねん。やっぱり過食で
太ったんやわ…。
しんけん。
イライラするので
ちょっくらパチスロ
行ってきます。
スロット命
…負けた…ダンナに
申し訳ないかなぁー。
サバサバした男っぽい性格の彼女
ですが、実はボーッとしている時の
ほうが多く、結構、哀愁ただよって
たりします。
ボー…

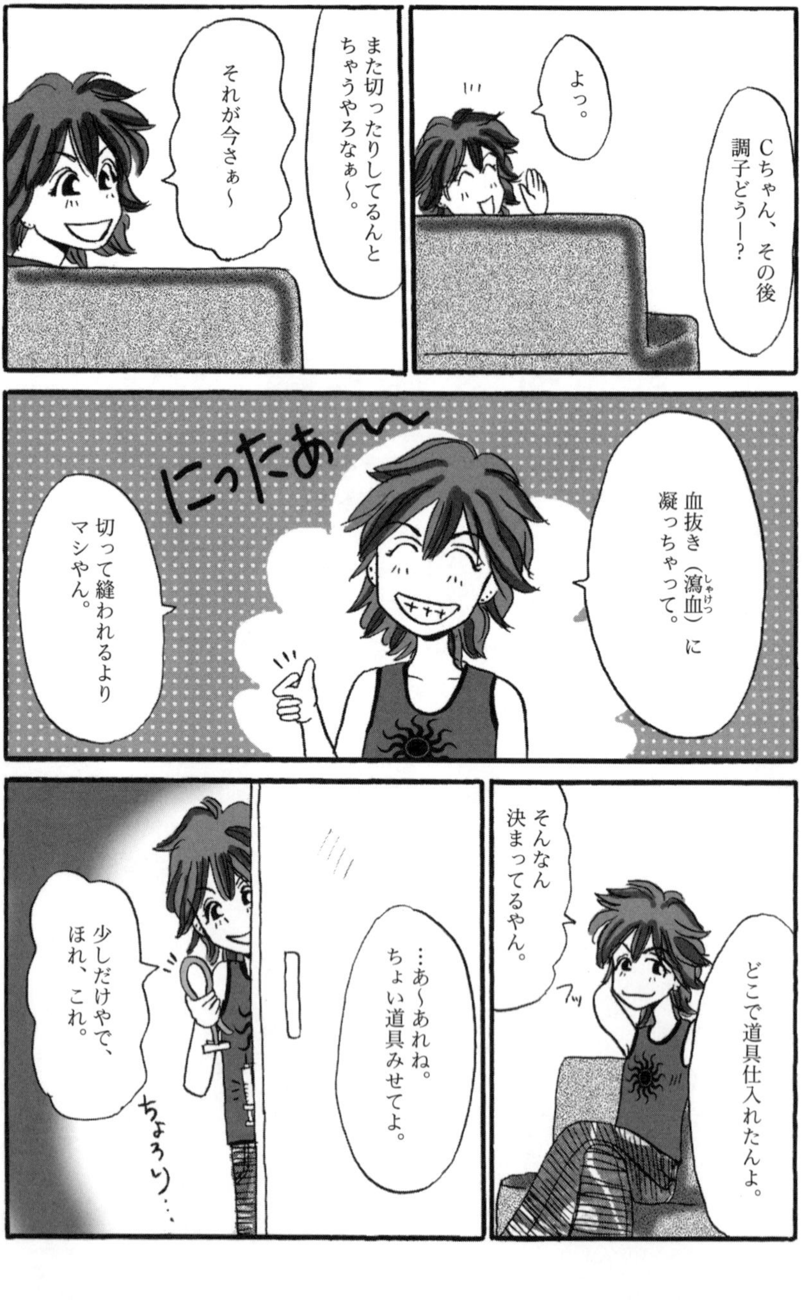
Cちゃん、その後調子どうー？
よっ。
また切ったりしてるんとちゃうやろなぁ〜。
それが今さぁ〜
血抜き（瀉血《しゃけつ》）に凝っちゃって。
にったあ〜〜
切って縫われるよりマシやん。
どこで道具仕入れたんよ。
そんなん決まってるやん。
フッ
…あ〜あれね。ちょい道具みせてよ。
少しだけやで、ほれ、これ。
ちょろり…

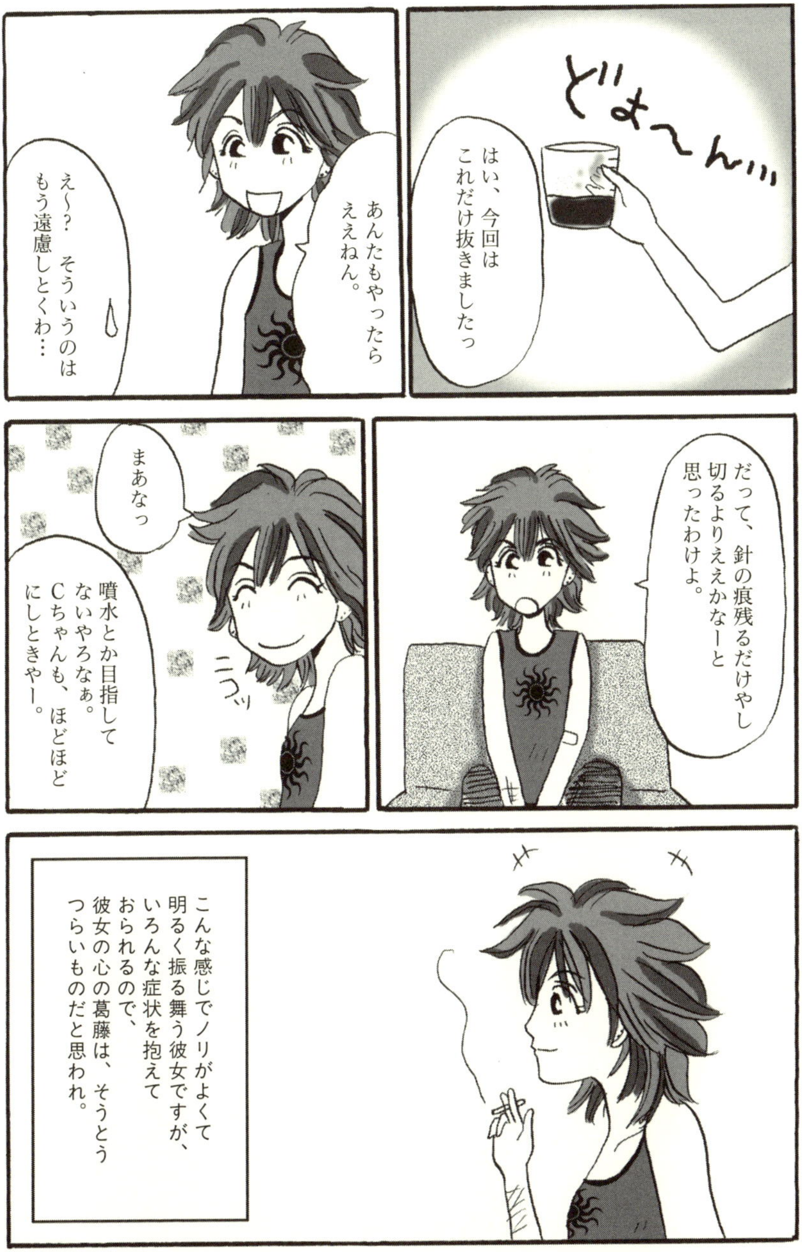
どよ〜ん!!!
はい、今回はこれだけ抜きましたっ
あんたもやったらええねん。
え〜?　そういうのはもう遠慮しとくわ…
だって、針の痕残るだけやし切るよりええかなーと思ったわけよ。
まあなっ
噴水とか目指してないやろなぁ。Cちゃんも、ほどほどにしときやー。
ニコッ
こんな感じでノリがよくて明るく振る舞う彼女ですが、いろんな症状を抱えておられるので、彼女の心の葛藤は、そうとうつらいものだと思われ。

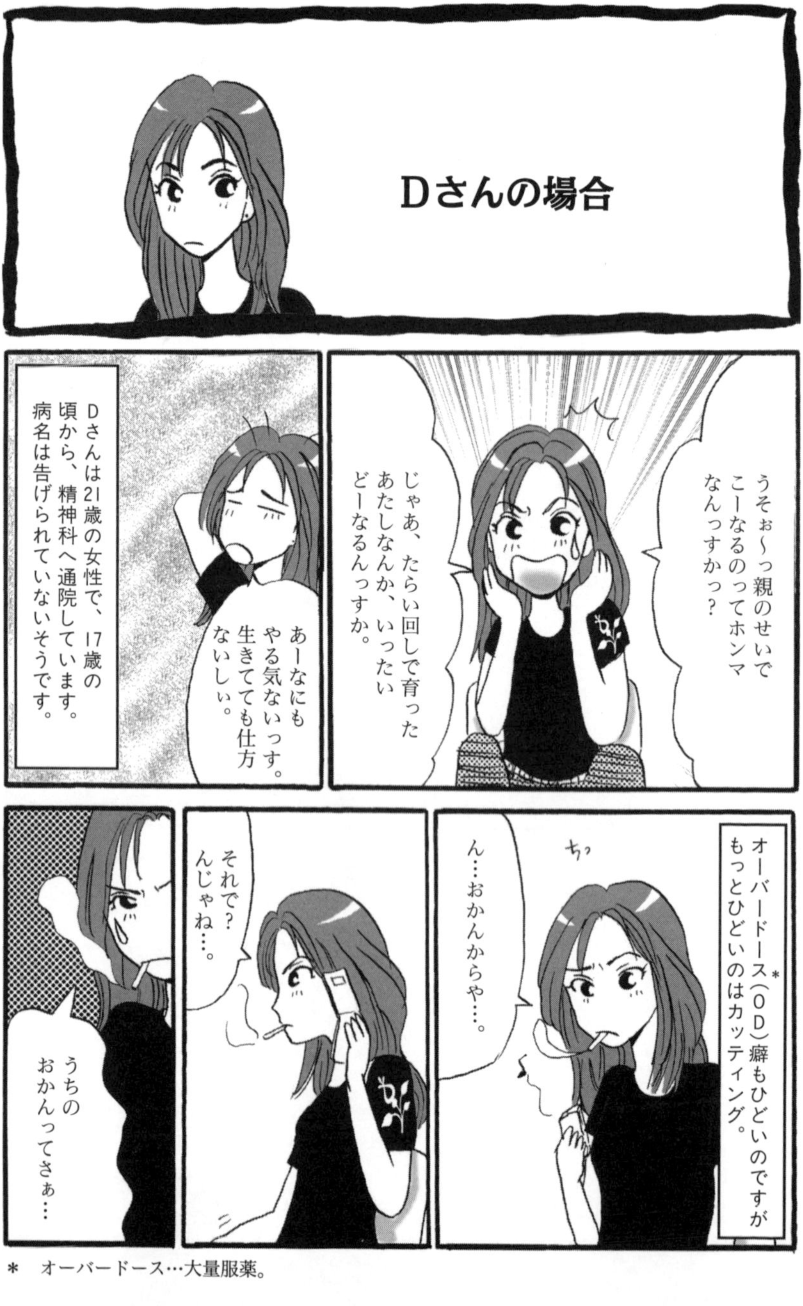
Dさんの場合
うそぉ～っ親のせいでこーなるのってホンマなんっすかっ？
じゃあ、たらい回しで育ったあたしなんか、いったいどーなるんっすか。
あーなにもやる気ないっす。生きてても仕方ないしぃ。
Dさんは21歳の女性で、17歳の頃から、精神科へ通院しています。病名は告げられていないそうです。
オーバードース*（ＯＤ）癖もひどいのですがもっとひどいのはカッティング。
ちっ
ん…おかんからや…。
それで？
んじゃね…。
うちのおかんってさぁ…

＊　オーバードース…大量服薬。

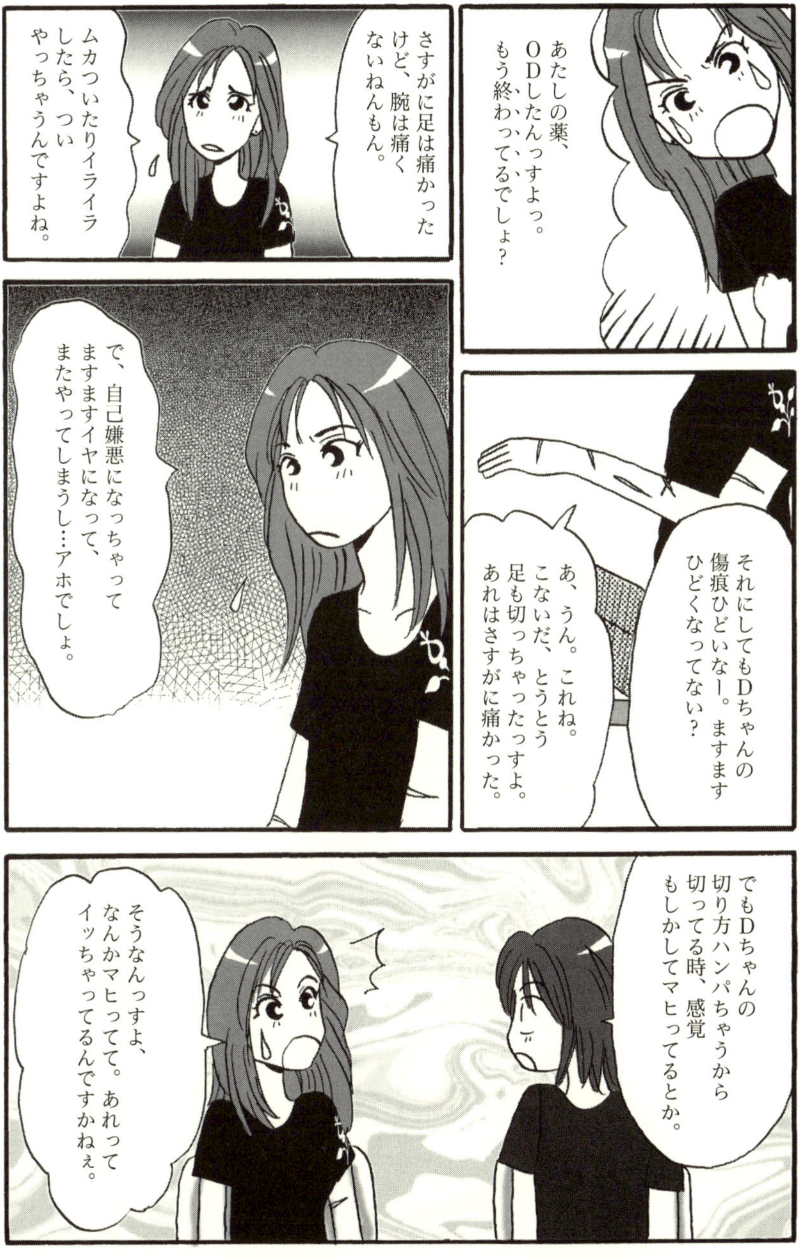
あたしの薬、ODしたんっすよっ。もう終わってるでしょ？
さすがに足は痛かったけど、腕は痛くないねんもん。
ムカついたりイライラしたら、ついやっちゃうんですよね。
それにしてもDちゃんの傷痕ひどいなー。ますますひどくなってない？
あ、うん。これね。こないだ、とうとう足も切っちゃったっすよ。あれはさすがに痛かった。
で、自己嫌悪になっちゃってますますイヤになって、またやってしまうし…アホでしょ。
でもDちゃんの切り方ハンパちゃうから切ってる時、感覚もしかしてマヒってるとか。
そうなんっすよ、なんかマヒってて。あれってイッちゃってるんですかねぇ。

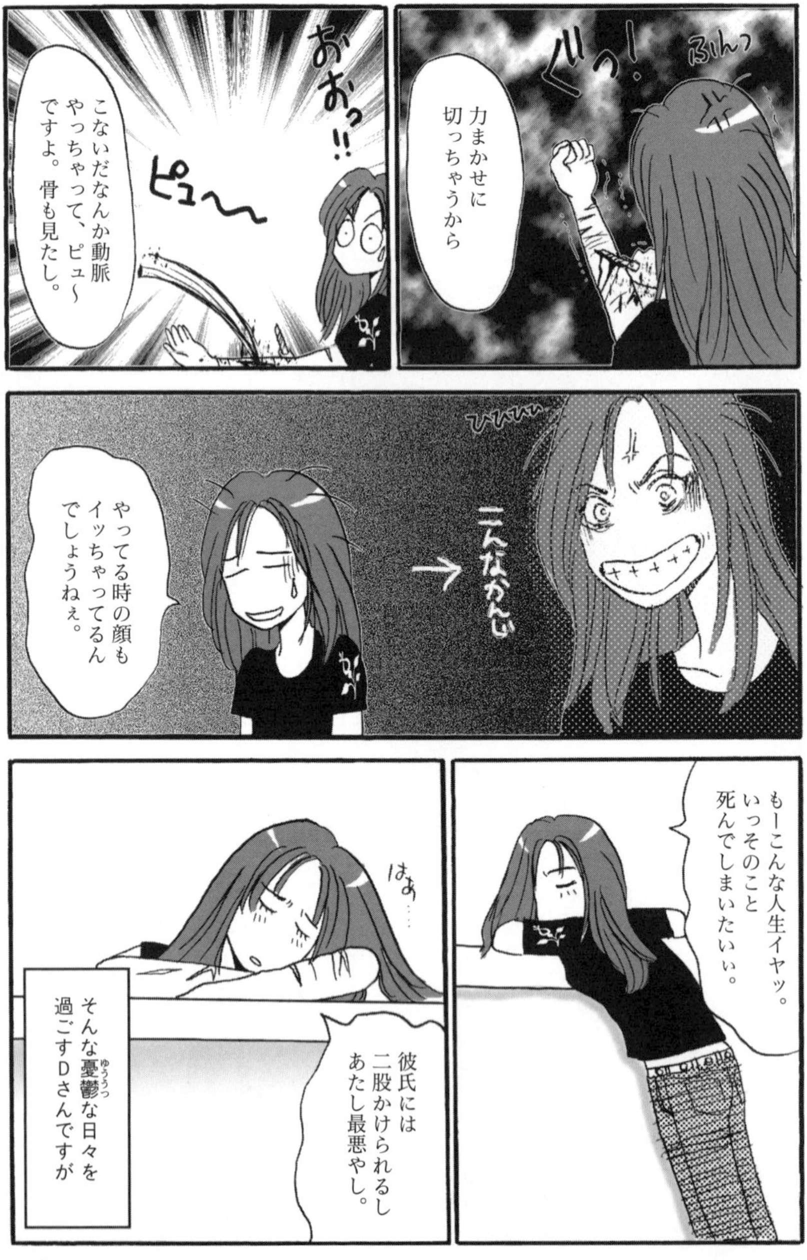
ぐいっ！
ふんっ
力まかせに切っちゃうから
おおっ!!
ピュ～～
こないだなんか動脈やっちゃって、ピュ～ですよ。骨も見たし。
ひひひひ
こんなかんじ
やってる時の顔もイッちゃってるんでしょうねぇ。
もーこんな人生イヤャッ。いっそのこと死んでしまいたいぃ。
はぁ……
彼氏には二股かけられるしあたし最悪やし。
そんな憂鬱《ゆううつ》な日々を過ごすDさんですが

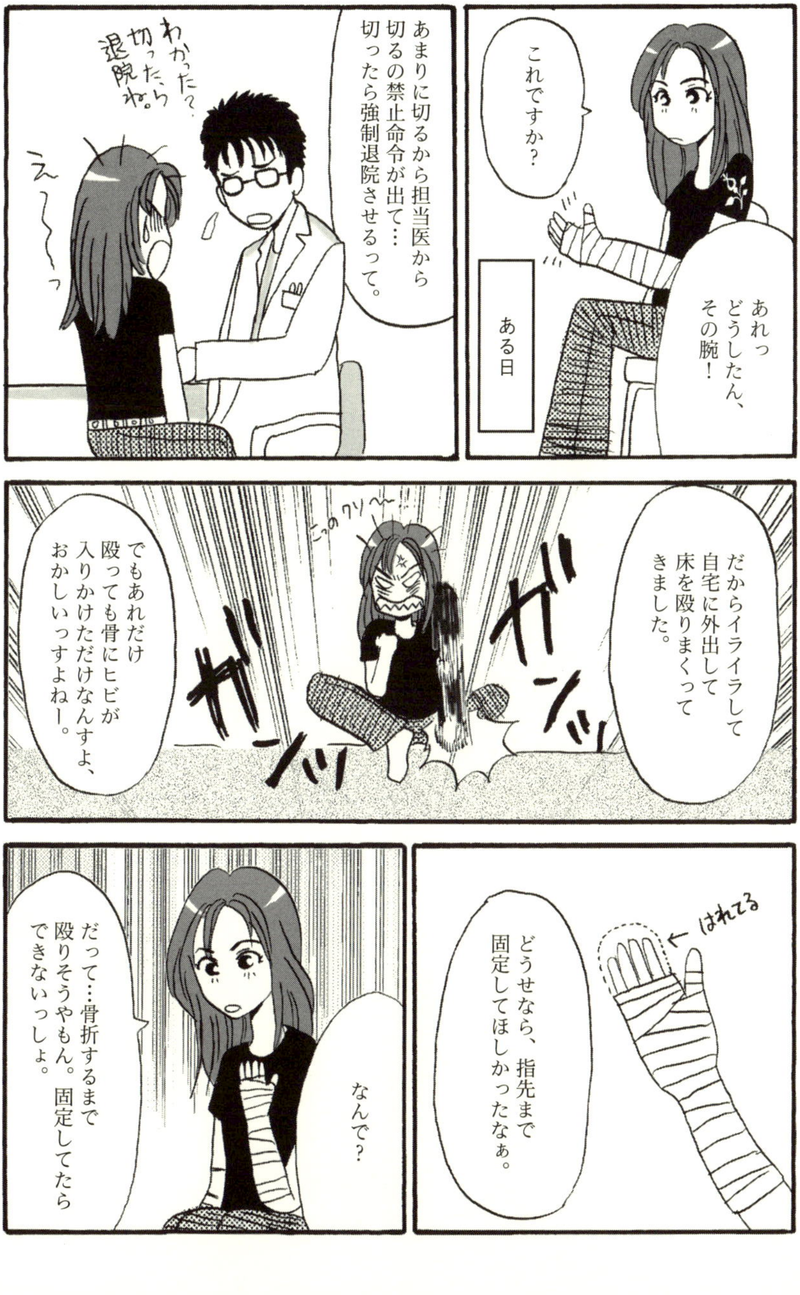
ある日
あれっ
どうしたん、
その腕！
これですか？
あまりに切るから担当医から
切るの禁止命令が出て…
切ったら強制退院させるって。
わかった？
切ったら
退院ね。
え〜〜〜っ
だからイライラして
自宅に外出して
床を殴りまくって
きました。
こっのクソ〜〜!!
ガンッ
ガンッ
でもあれだけ
殴っても骨にヒビが
入りかけただけなんすよ、
おかしいっすよねー。
はれてる
どうせなら、指先まで
固定してほしかったなぁ。
なんで？
だって…骨折するまで
殴りそうやもん。固定してたら
できないっしょ。

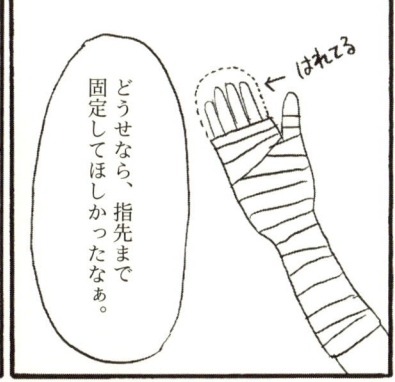

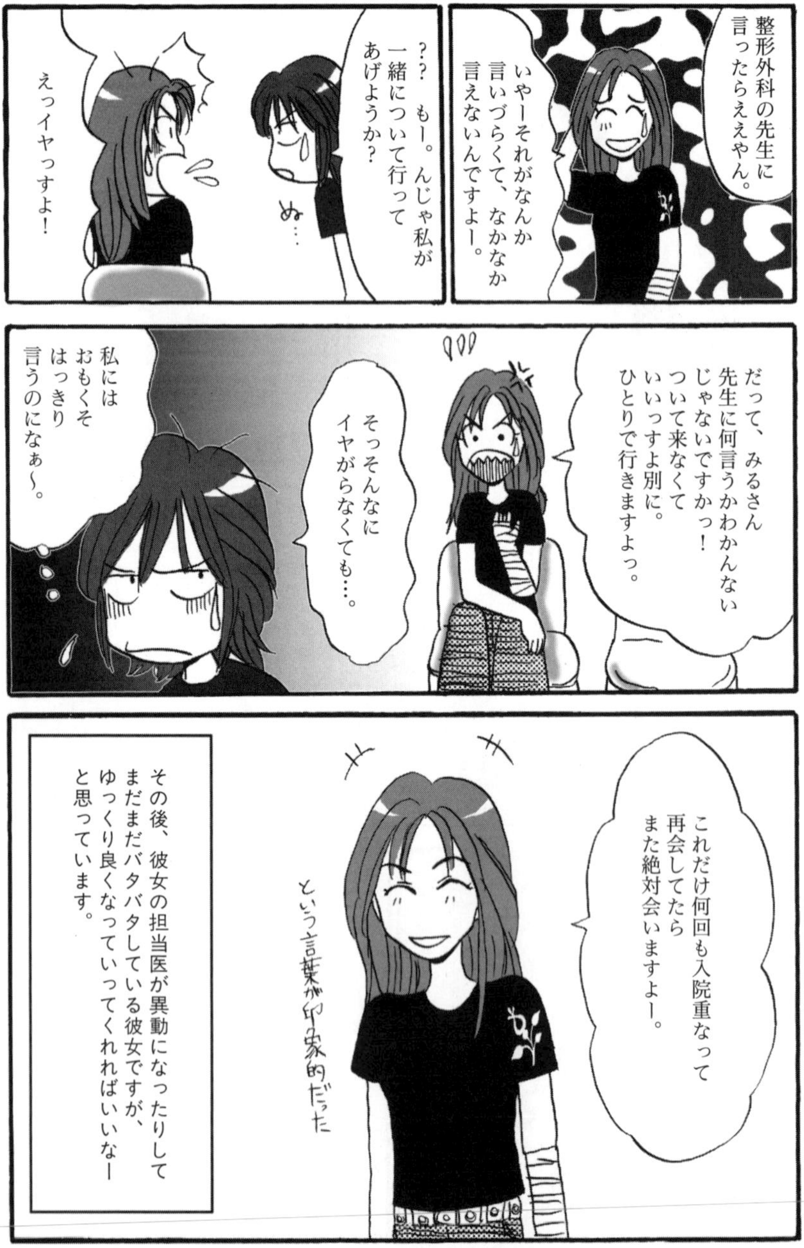
整形外科の先生に言ったらええやん。
いやーそれがなんか言いづらくて、なかなか言えないんですよー。
？？　もー。んじゃ私が一緒について行ってあげようか？
ぬ…
えっイヤっすよ！
だって、みるさん先生に何言うかわかんないじゃないですかっ！ついて来なくていいっすよ別に。ひとりで行きますよっ。
そっそんなにイヤがらなくても…。
私にはおもくそはっきり言うのになぁ～。
これだけ何回も入院重なって再会してたらまた絶対会いますよー。
という言葉が印象的だった
その後、彼女の担当医が異動になったりしてまだまだバタバタしている彼女ですが、ゆっくり良くなっていってくれればいいなーと思っています。

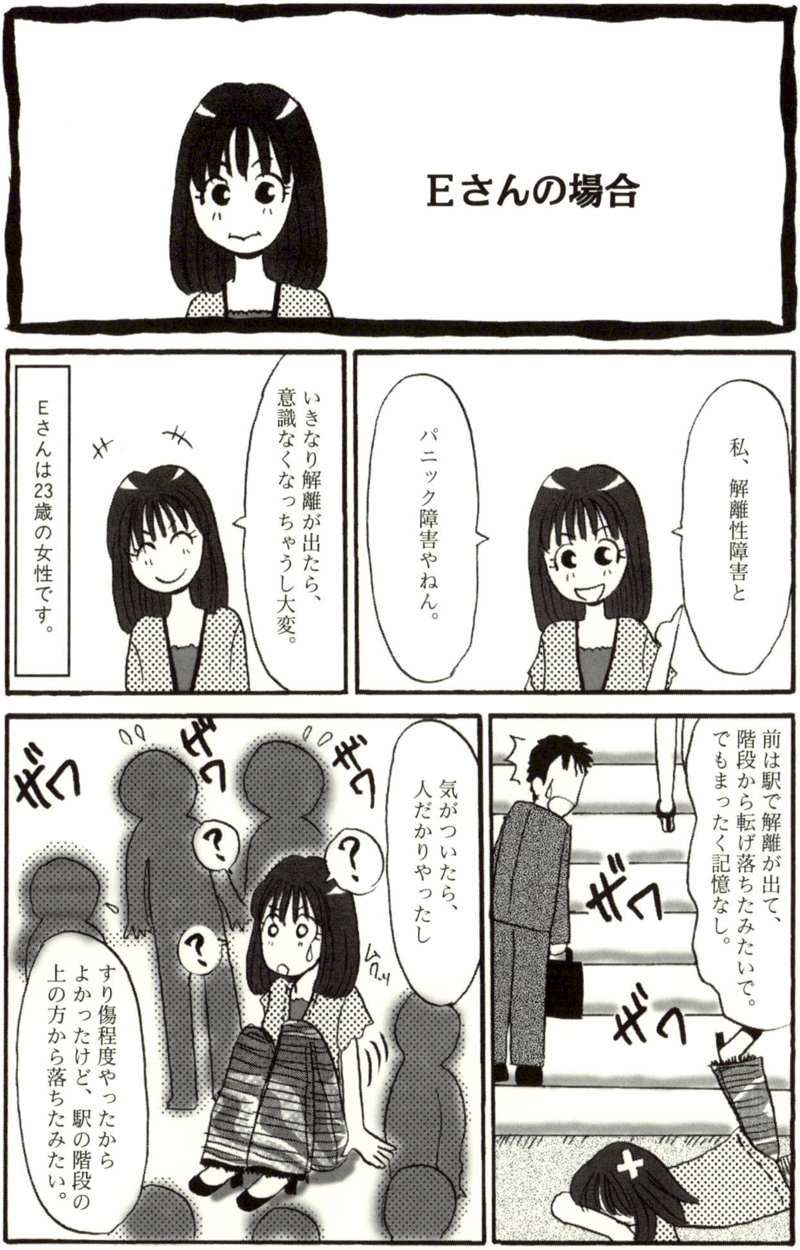
Eさんの場合
私、解離性障害と
パニック障害やねん。
いきなり解離が出たら、意識なくなっちゃうし大変。
Eさんは23歳の女性です。
前は駅で解離が出て、階段から転げ落ちたみたいで。でもまったく記憶なし。
ザワ
ザワ
気がついたら、人だかりやったし
すり傷程度やったからよかったけど、駅の階段の上の方から落ちたみたい。
ザワ
ザワ
ザワ

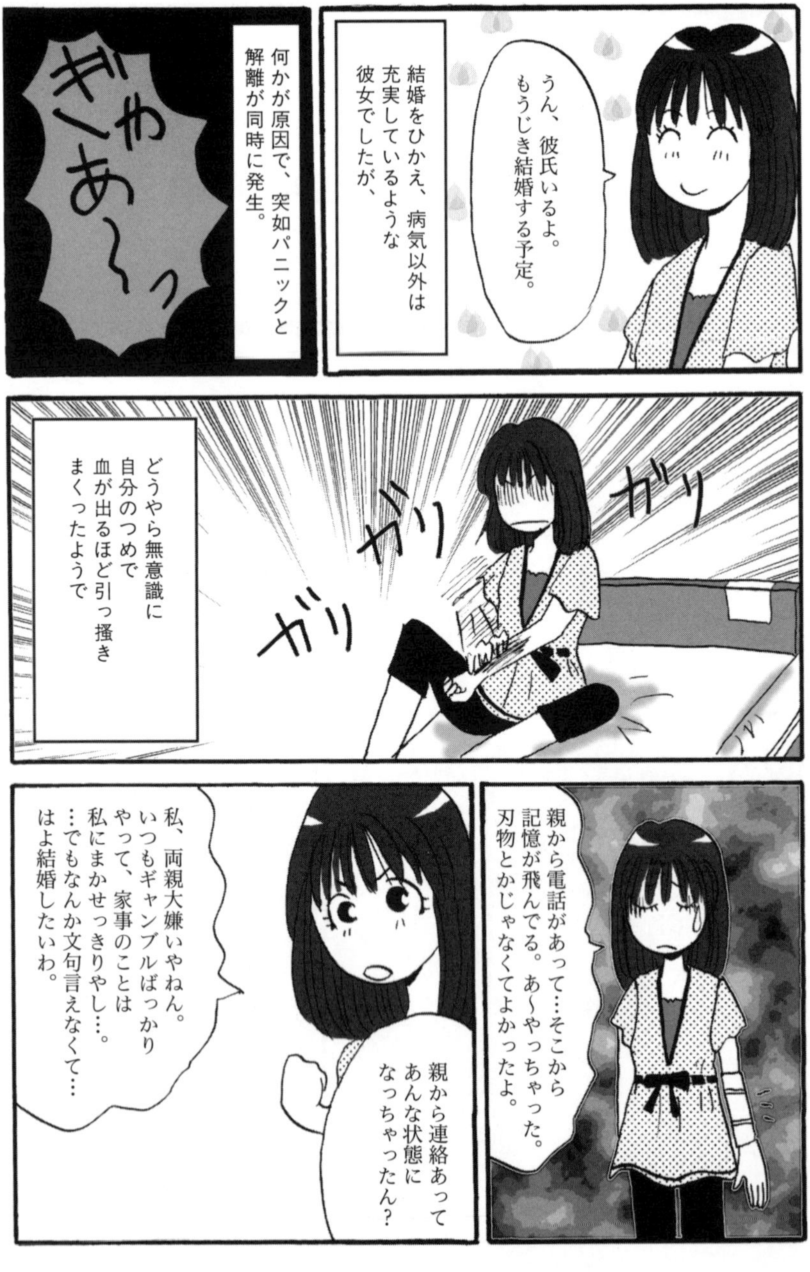
うん、彼氏いるよ。もうじき結婚する予定。
結婚をひかえ、病気以外は充実しているような彼女でしたが、
何かが原因で、突如パニックと解離が同時に発生。
ぎゃあ〜っ
どうやら無意識に自分のつめで血が出るほど引っ掻きまくったようで
ガリ
ガリ
ガリ
親から電話があって…そこから記憶が飛んでる。あ〜やっちゃった。刃物とかじゃなくてよかったよ。
親から連絡あってあんな状態になっちゃったん？
私、両親大嫌いやねん。いつもギャンブルばっかりやって、家事のことは私にまかせっきりやし…。…でもなんか文句言えなくて…はよ結婚したいわ。

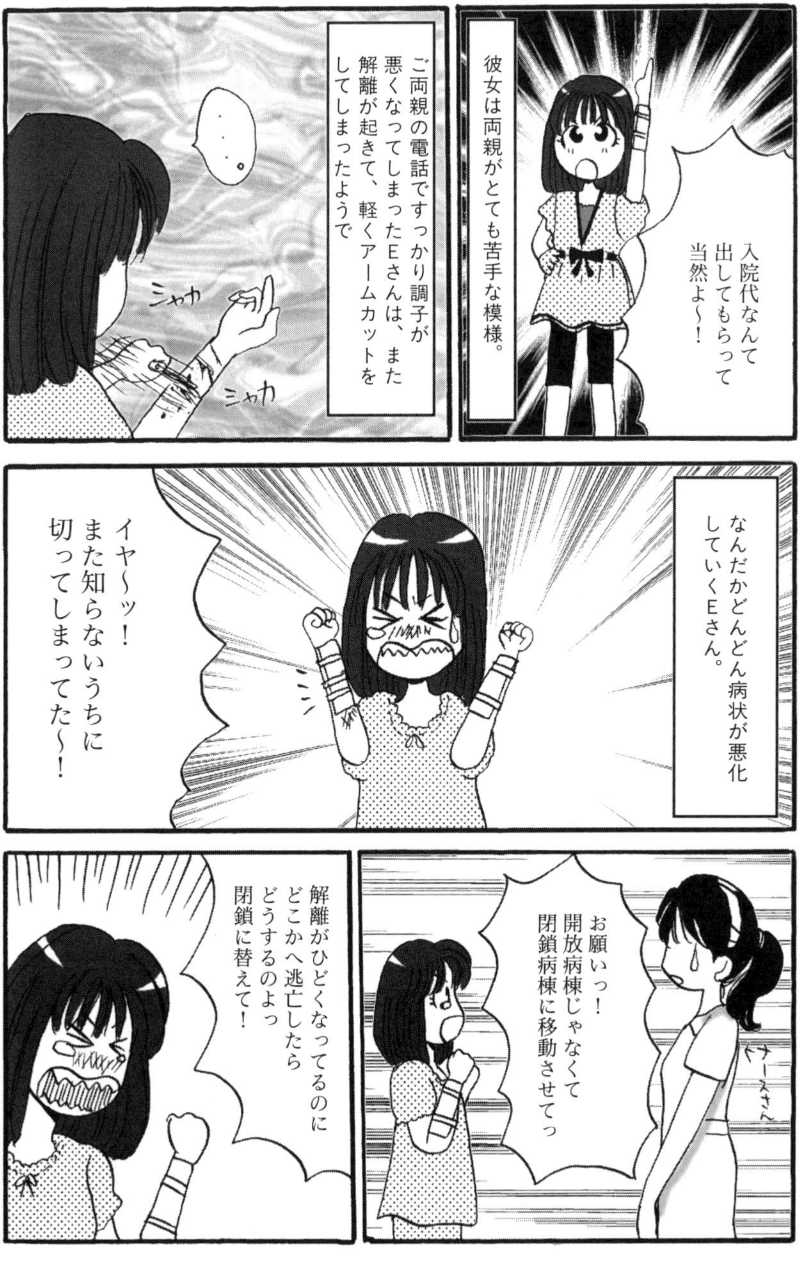
入院代なんて出してもらって当然よ〜！
彼女は両親がとても苦手な模様。
ご両親の電話ですっかり調子が悪くなってしまったEさんは、また解離が起きて、軽くアームカットをしてしまったようで
…
シャカ
シャカ
なんだかどんどん病状が悪化していくEさん。
イヤ〜ッ！また知らないうちに切ってしまってた〜！
お願いっ！開放病棟じゃなくて閉鎖病棟に移動させてっ
←ナースさん
解離がひどくなってるのにどこかへ逃亡したらどうするのよっ閉鎖に替えて！

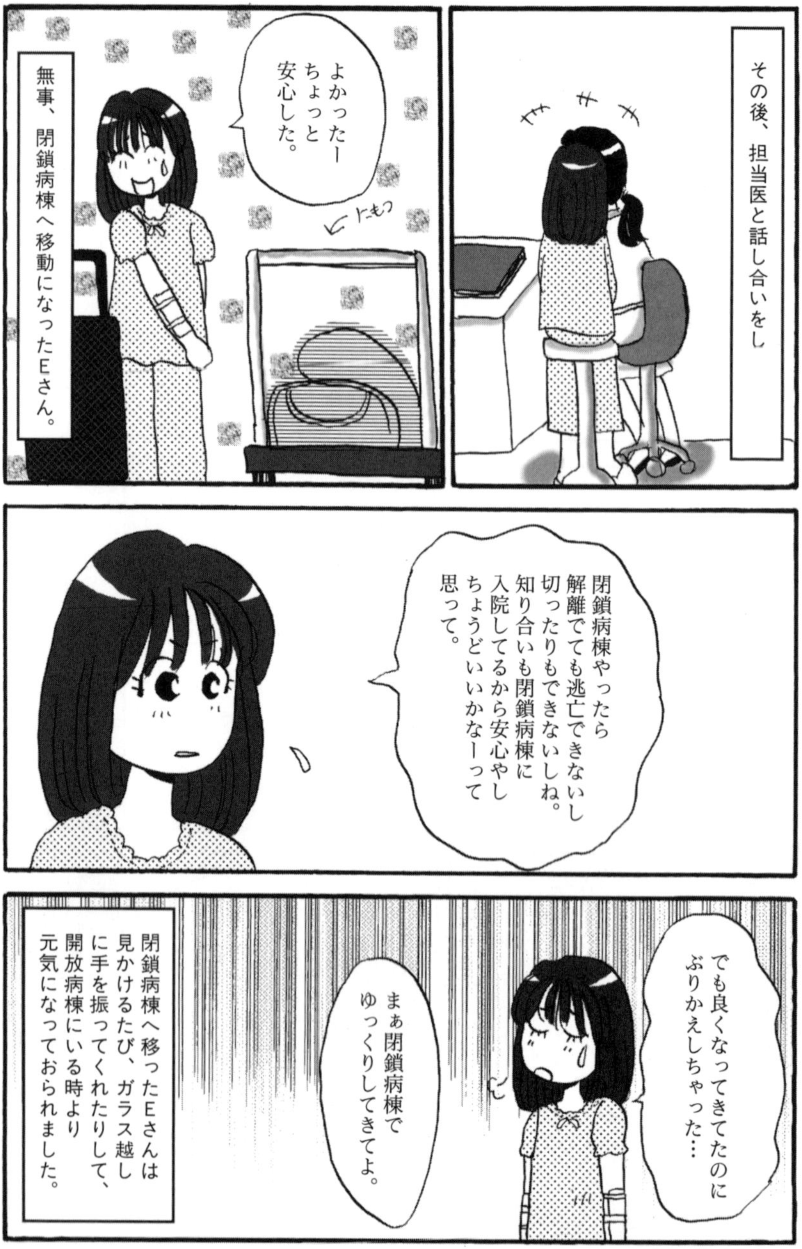
その後、担当医と話し合いをし
よかったー
ちょっと安心した。
無事、閉鎖病棟へ移動になったEさん。
閉鎖病棟やったら
解離でても逃亡できないし
切ったりもできないしね。
知り合いも閉鎖病棟に
入院してるから安心やし
ちょうどいいかなーって
思って。
でも良くなってきてたのに
ぶりかえしちゃった…
まぁ閉鎖病棟で
ゆっくりしてきてよ。
閉鎖病棟へ移ったEさんは
見かけるたび、ガラス越し
に手を振ってくれたりして、
開放病棟にいる時より
元気になっておられました。

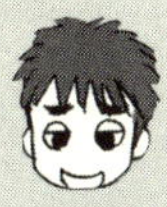

精神科医
西側先生のコメント

はじめに、リストカットという言葉を初めて聞いたという人にすこしお話ししておきます。

リストカット（通称リスカ）は文字通り手首をナイフやカミソリなどで切ることです。しかしそれは決して自殺のためだけの目的ではありません。中にはもののはずみで深く切ってしまったり、それでお気の毒にも亡くなられることもありますが、多くは浅い傷で少し血の流れるのを見て治まる人のほうがずっと多いのです。では、なぜ彼女（彼）たちは切るのか？　家族はどうしたらいいのか？　やめたいのにやめられない人はどうしたらいいのか？　この本は決してＨｏｗ ｔｏ カッティング本ではありません。切る人とそれを取り巻く人たちへのアドバイスと応援、その思いを込めて書いています。

次に摂食障害ですが、これにはいくつかのタイプがあります。よくあるのは食べることができない拒食症タイプ、過食と嘔吐をくり返す食べ吐きタイプです。過食のみのタイプもあります。一方のタイプからもう一方のタイプへの移行もあります。いずれにせよ、自己評価が低いこと、ボディーイメージの歪《ゆが》み、食べることや太ることへの罪悪感を伴っていることが少なくありません。

リストカットも食べ吐きなどの摂食障害も、悪いとわかっていながらなかなかやめることができません。

この本はこの2つの悪い癖から抜け出すためのヒントがいっぱい詰まった本です。

第2章

リストカット4コママンガ集

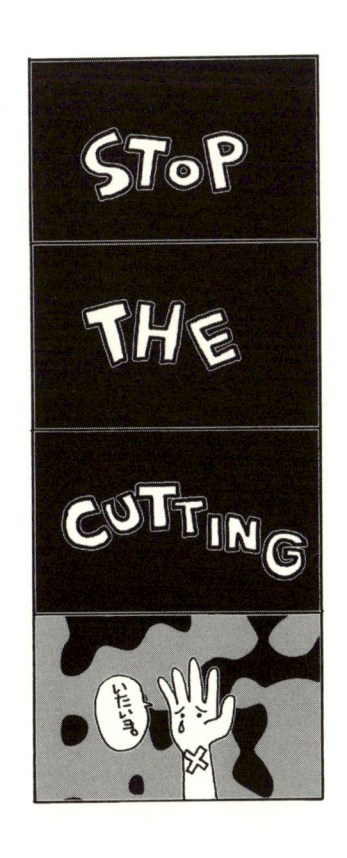

注意

カッティングシーンなどあります！
しんどくなったら
必ず**本を読むのを中断**して
休憩してくださいね。

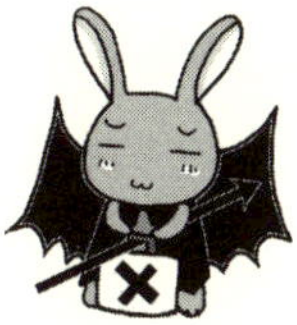

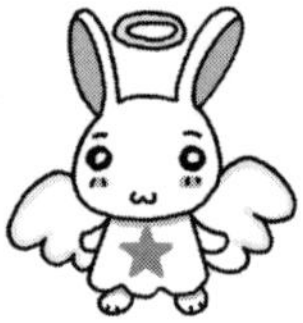

※この4コママンガに登場する方々は
プライバシーに配慮して,
これまた個人が特定できないように
描かせていただいております。

リストカットは伝染する

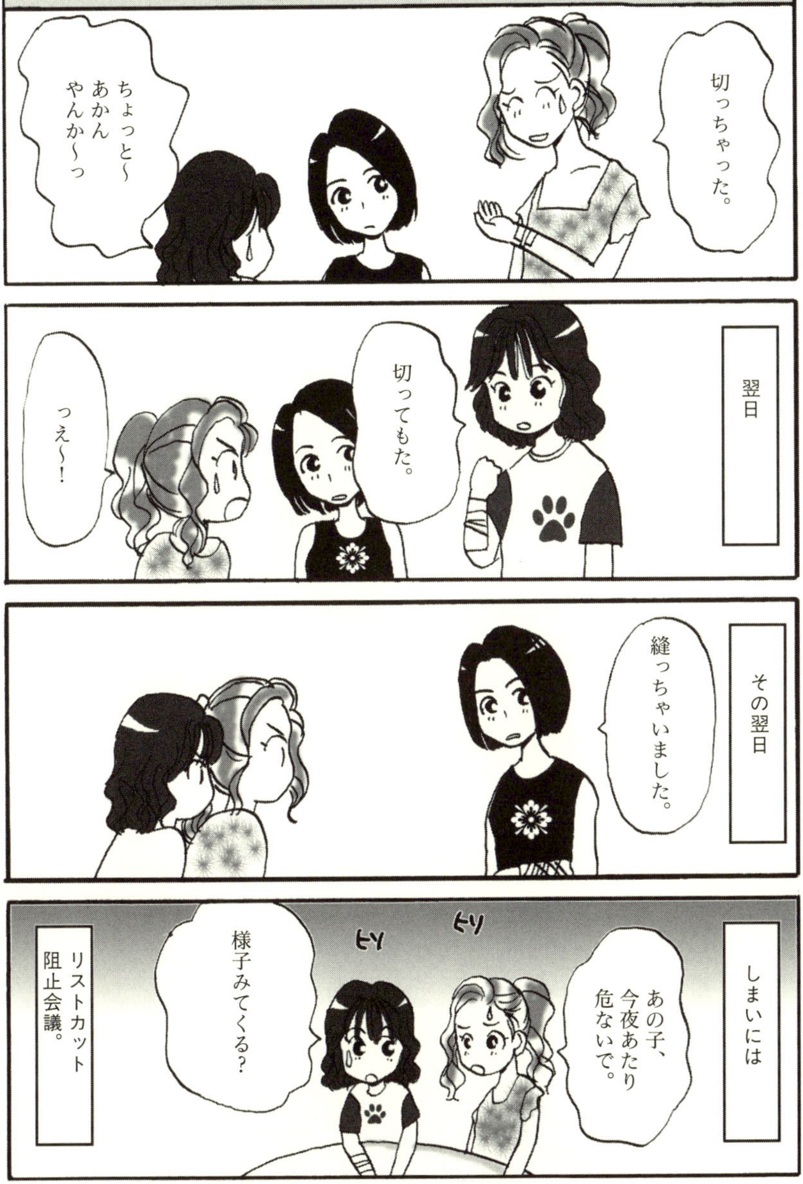
切っちゃった。
ちょっと〜
あかん
やんか〜っ
翌日
切ってもた。
つえ〜!
その翌日
縫っちゃいました。
しまいには
あの子、
今夜あたり
危ないで。
ヒソ
ヒソ
様子みてくる?
リストカット
阻止会議。

リストカッター同士でモメる

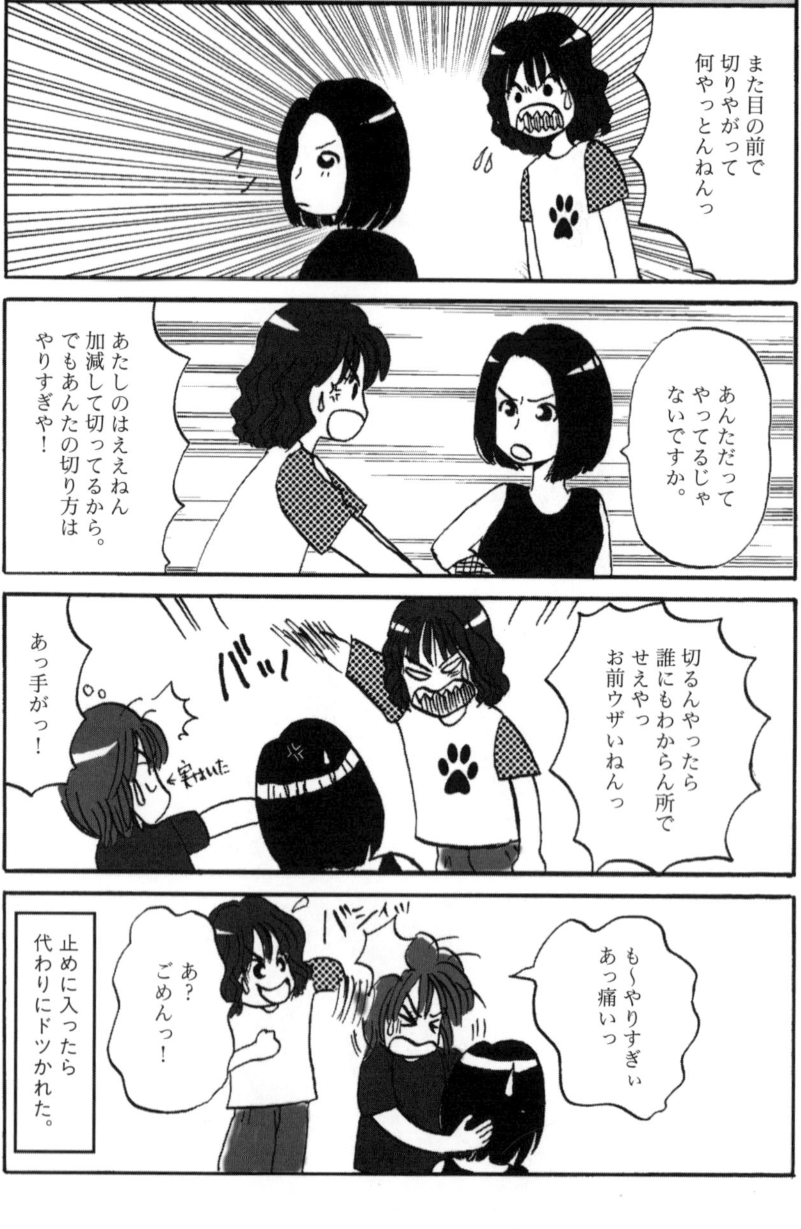
また目の前で
切りやがって
何やっとんねんっ
あんただって
やってるじゃ
ないですか。
あたしのはええねん
加減して切ってるから。
でもあんたの切り方は
やりすぎや！
切るんやったら
誰にもわからん所で
せえやっ
お前ウザいねんっ
バッ
あっ手がっ！
も〜やりすぎぃ
あっ痛いっ
バシッ
あ？
ごめんっ！
止めに入ったら
代わりにドツかれた。

男性のリストカット患者さん

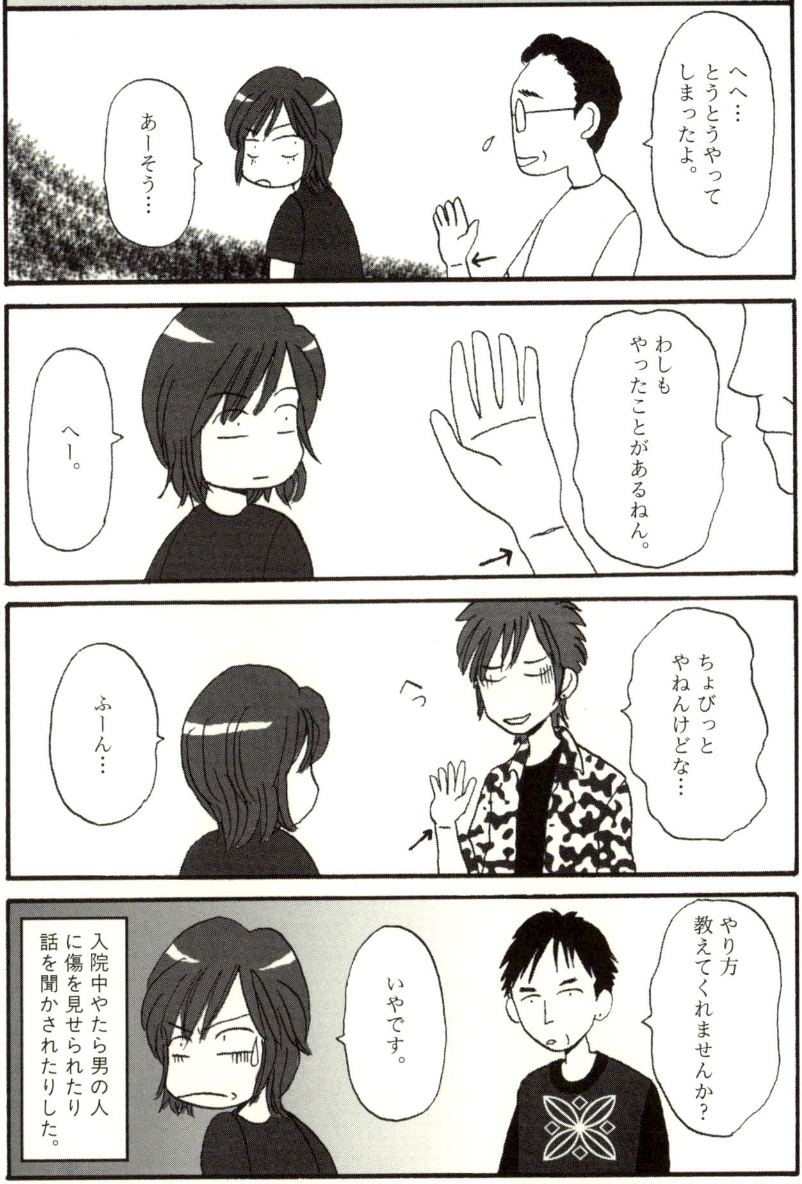
へへ…
とうとうやってしまったよ。
あーそう…
わしもやったことがあるねん。
へー。
ちょびっとやねんけどな…
へっ
ふーん…
やり方教えてくれませんか?
いやです。
入院中やたら男の人に傷を見せられたり話を聞かされたりした。

貸せ貸せ娘

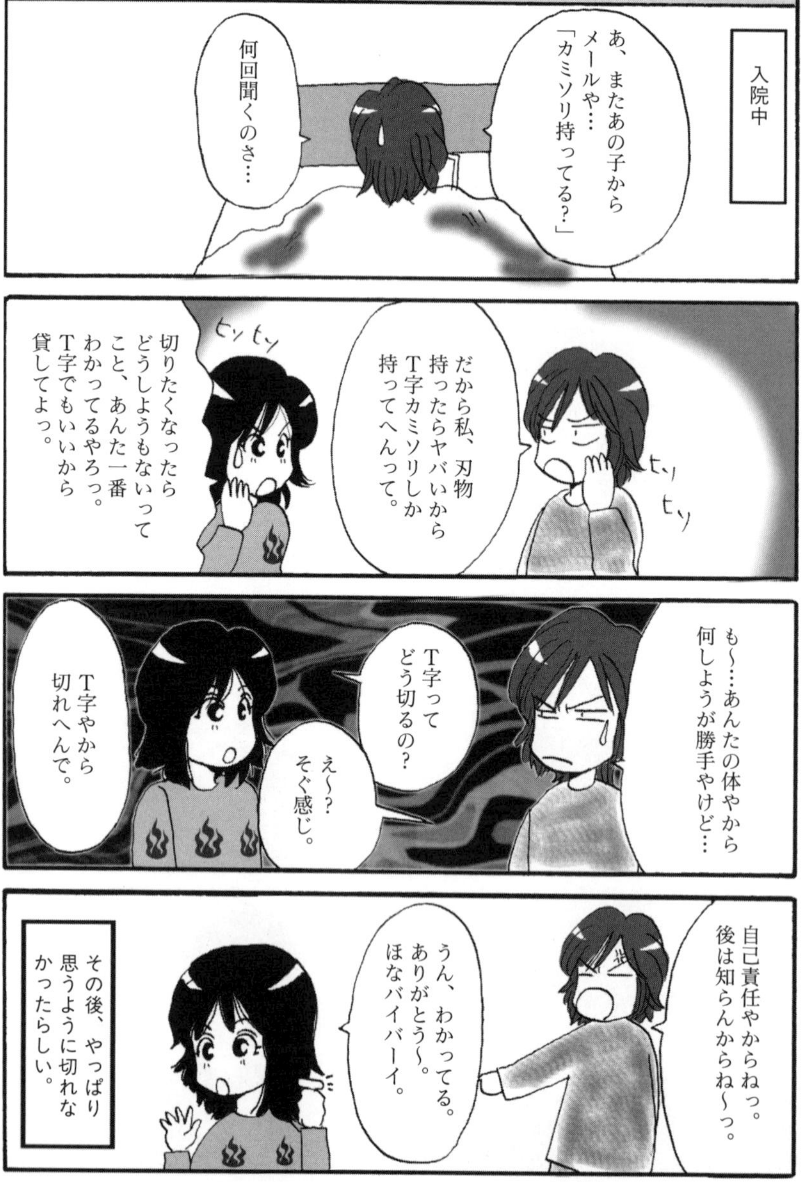
入院中
あ、またあの子からメールや…「カミソリ持ってる?」
何回聞くのさ…
だから私、刃物持ったらヤバいからT字カミソリしか持ってへんって。
切りたくなったらどうしようもないってこと、あんた一番わかってるやろっ。T字でもいいから貸してよっ。
も～…あんたの体やから何しようが勝手やけど…
T字ってどう切るの?
え～?そぐ感じ。
T字やから切れへんで。
自己責任やからねっ。後は知らんからね～っ。
うん、わかってる。ありがとう～。ほなバイバーイ。
その後、やっぱり思うように切れなかったらしい。

見せつけてやるカッティングはやっぱりモメる元

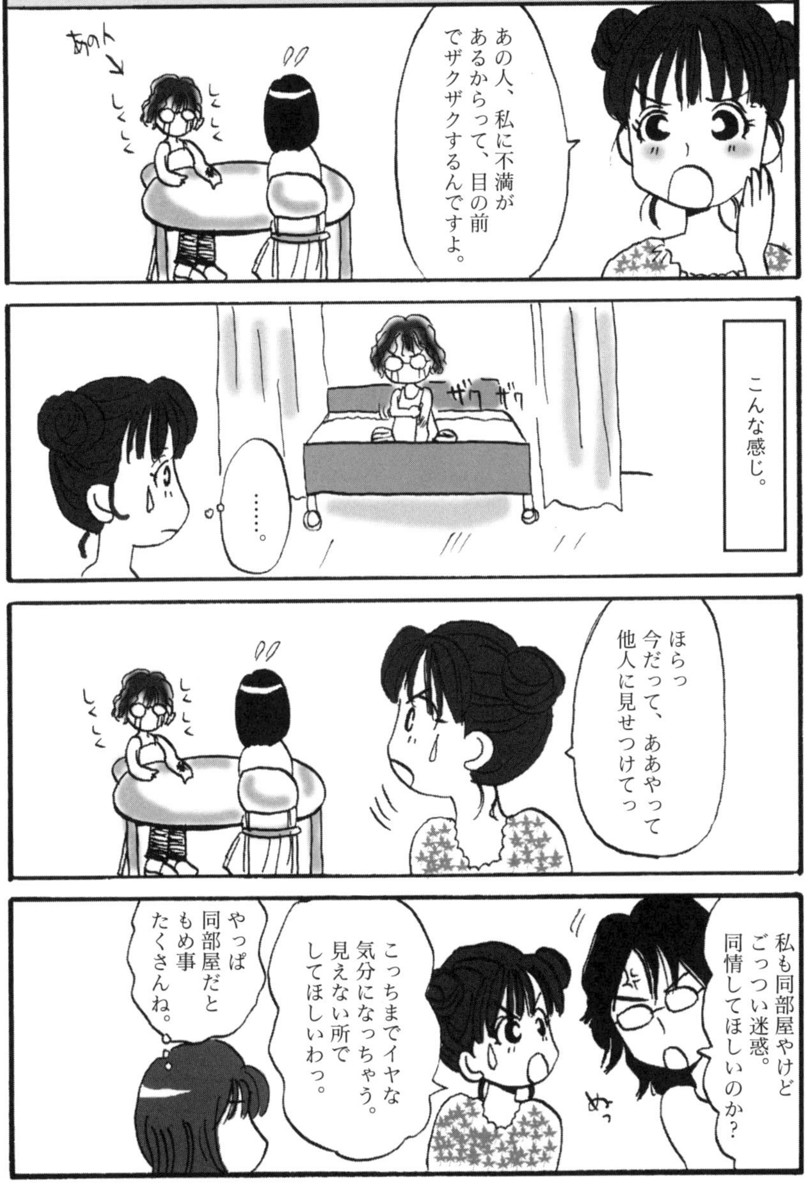
あの人
しくしく しくしく
あの人、私に不満があるからって、目の前でザクザクするんですよ。
こんな感じ。
ザク ザク
……。
しくしく しくしく
ほらっ今だって、ああやって他人に見せつけてっ
私も同部屋やけどごっつい迷惑。同情してほしいのか？
ぬっ
こっちまでイヤな気分になっちゃう。見えない所でしてほしいわっ。
やっぱ同部屋だともめ事たくさんね。

リストカット症候群を克服したお姉さん

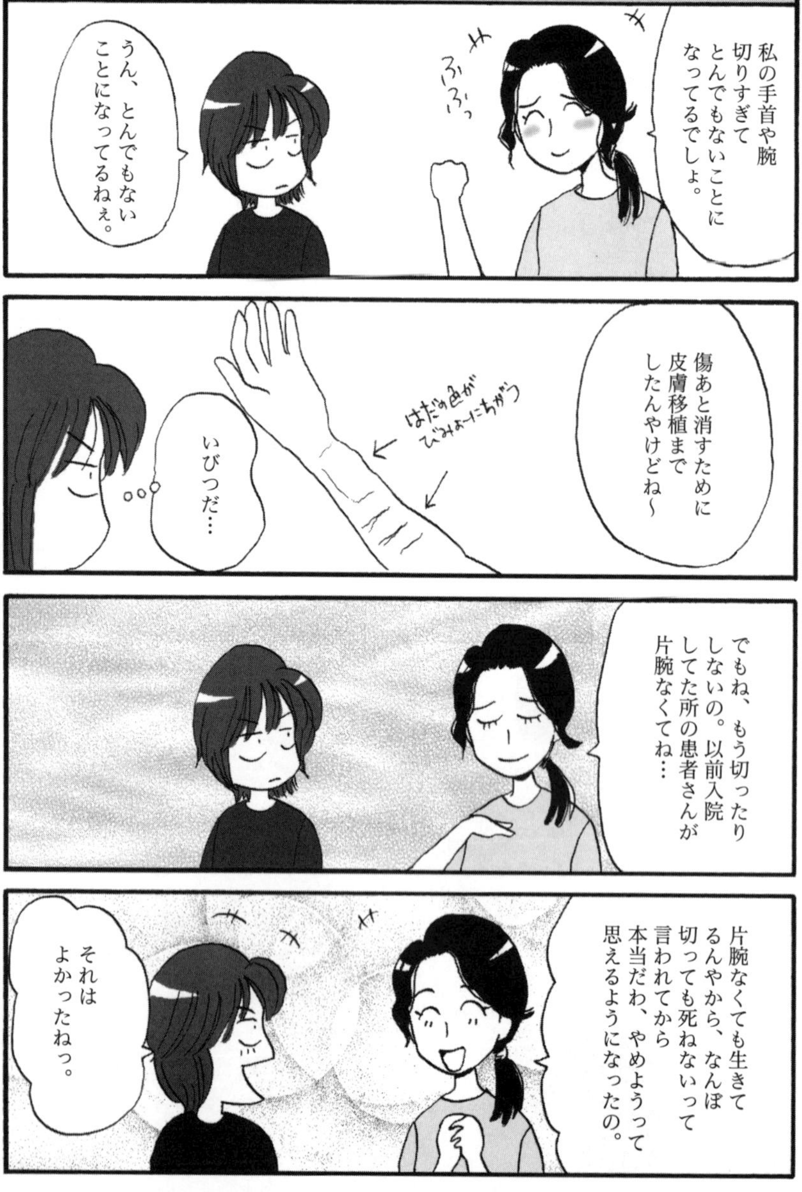
私の手首や腕切りすぎてとんでもないことになってるでしょ。
ふふっ
うん、とんでもないことになってるねぇ。
傷あと消すために皮膚移植までしたんやけどね～
はだの色がびみょ～にちがう
いびつだ…
でもね、もう切ったりしないの。以前入院してた所の患者さんが片腕なくてね…
片腕なくても生きてるんやから、なんぼ切っても死ねないって言われてから本当だわ、やめようって思えるようになったの。
それはよかったねっ。

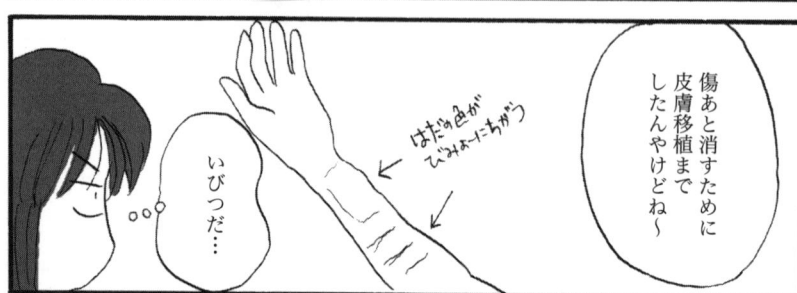

若い娘たちの悩み

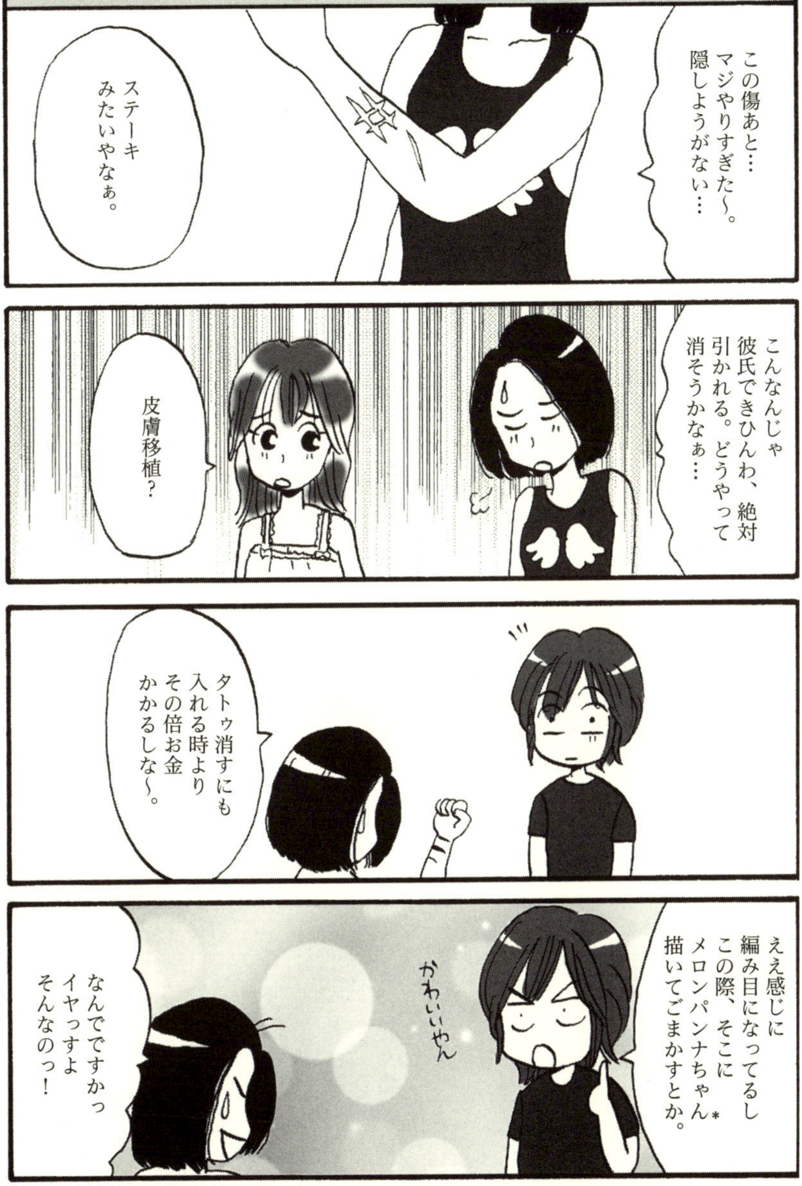
この傷あと…マジやりすぎた～。隠しようがない…
ステーキみたいやなぁ。
こんなんじゃ彼氏できひんわ、絶対引かれる。どうやって消そうかなぁ…
皮膚移植？
タトゥ消すにも入れる時よりその倍お金かかるしな～。
ええ感じに編み目になってるしこの際、そこにメロンパンナちゃん*描いてごまかすとか。
かわいいやん
なんでですかっイヤっすよそんなのっ！

＊　メロンパンナちゃん…アニメ「それいけ！アンパンマン」の中のキャラクター。頭がメロンパンでできている。顔にメロンパンの網み目模様が入っている。

なぜか傷痕を残したい女性

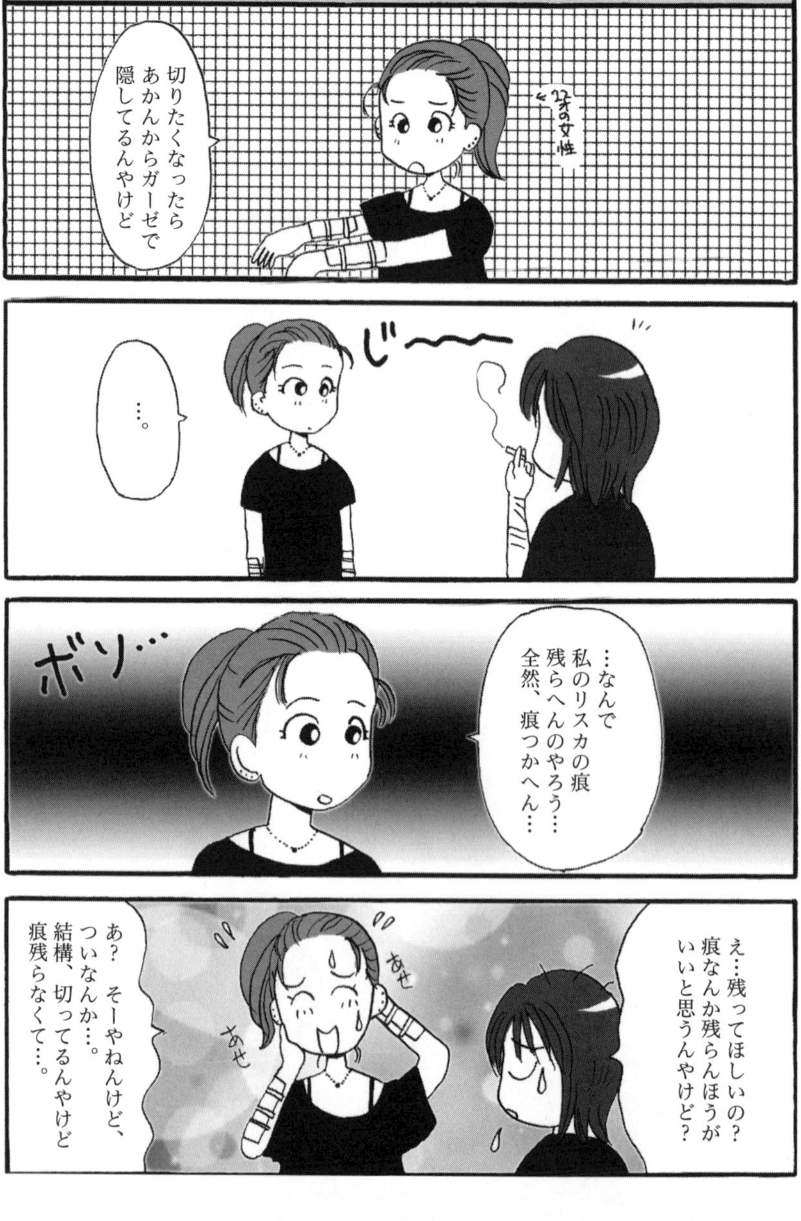

はさみで切ったりする人

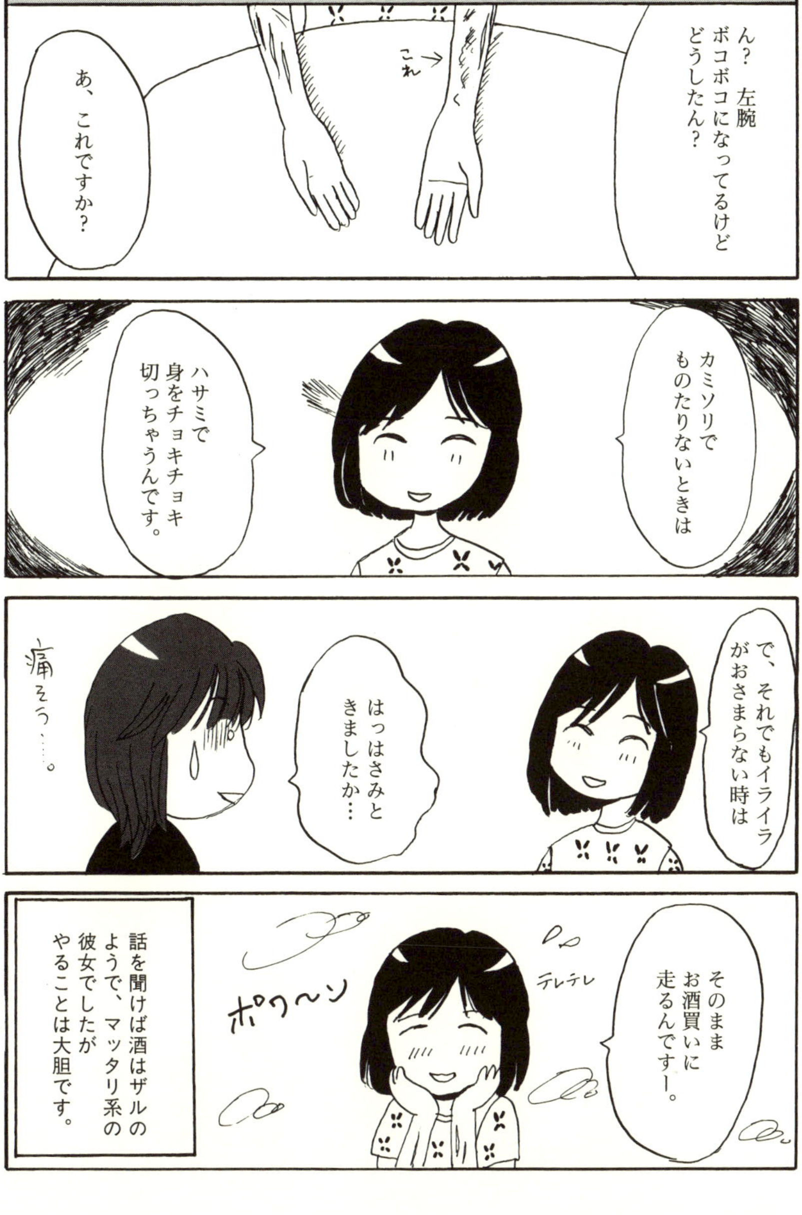

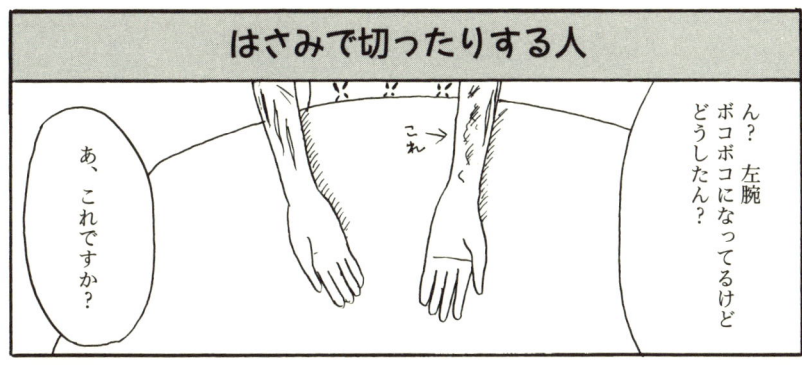

ん？ 左腕
ボコボコになってるけど
どうしたん？
これ
あ、これですか？
カミソリで
ものたりないときは
ハサミで
身をチョキチョキ
切っちゃうんです。
で、それでもイライラ
がおさまらない時は
はっはさみと
きましたか…
痛そう……。
そのまま
お酒買いに
走るんですー。
テレテレ
ポワ〜ン
話を聞けば酒はザルの
ようで、マッタリ系の
彼女でしたが
やることは大胆です。

瀉血（しゃけつ）したい患者さん

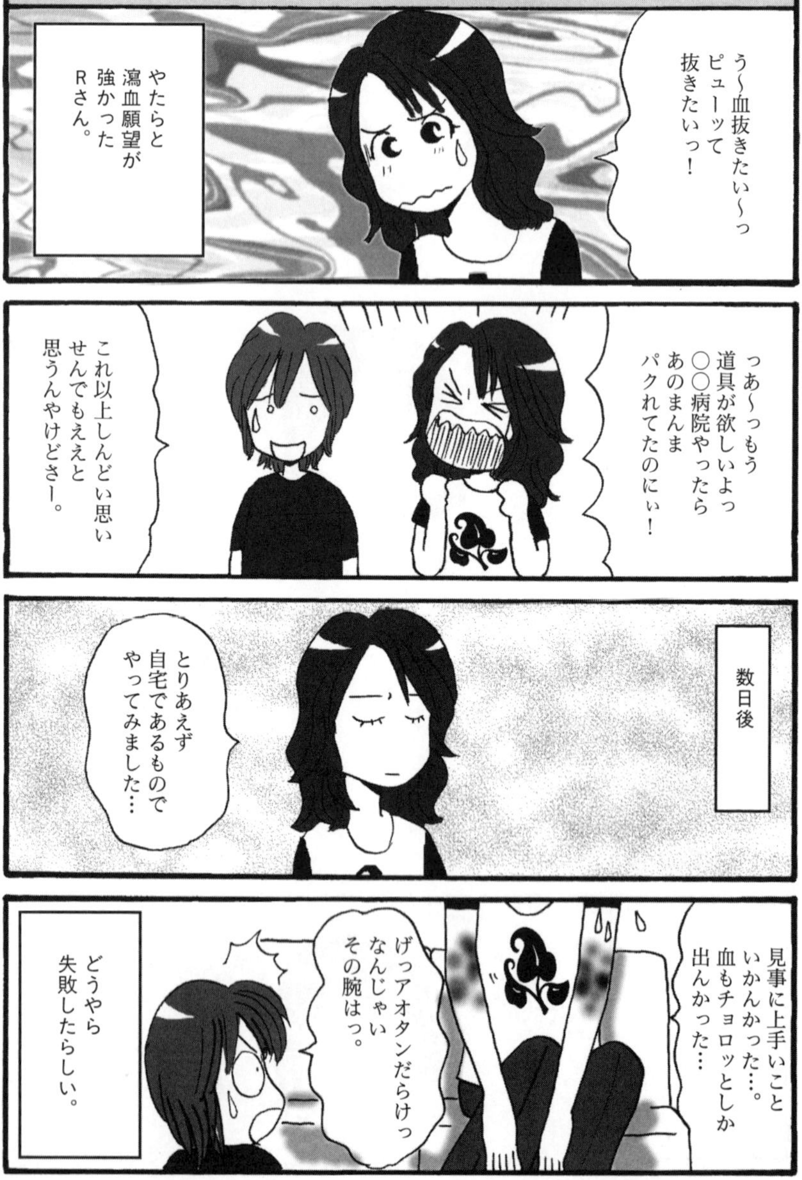
う〜血抜きたい〜っ ピューッて 抜きたいっ！
やたらと 瀉血願望が 強かった Rさん。
っあ〜っもう 道具が欲しいよっ ○○病院やったら あのまんま パクれてたのにぃ！
これ以上しんどい思い せんでもええと 思うんやけどさー。
数日後
とりあえず 自宅であるもので やってみました…
見事に上手いこと いかんかった…。 血もチョロッとしか 出んかった…
げっアオタンだらけっ なんじゃい その腕はっ。
どうやら 失敗したらしい。

強引に伝染させるリストカット

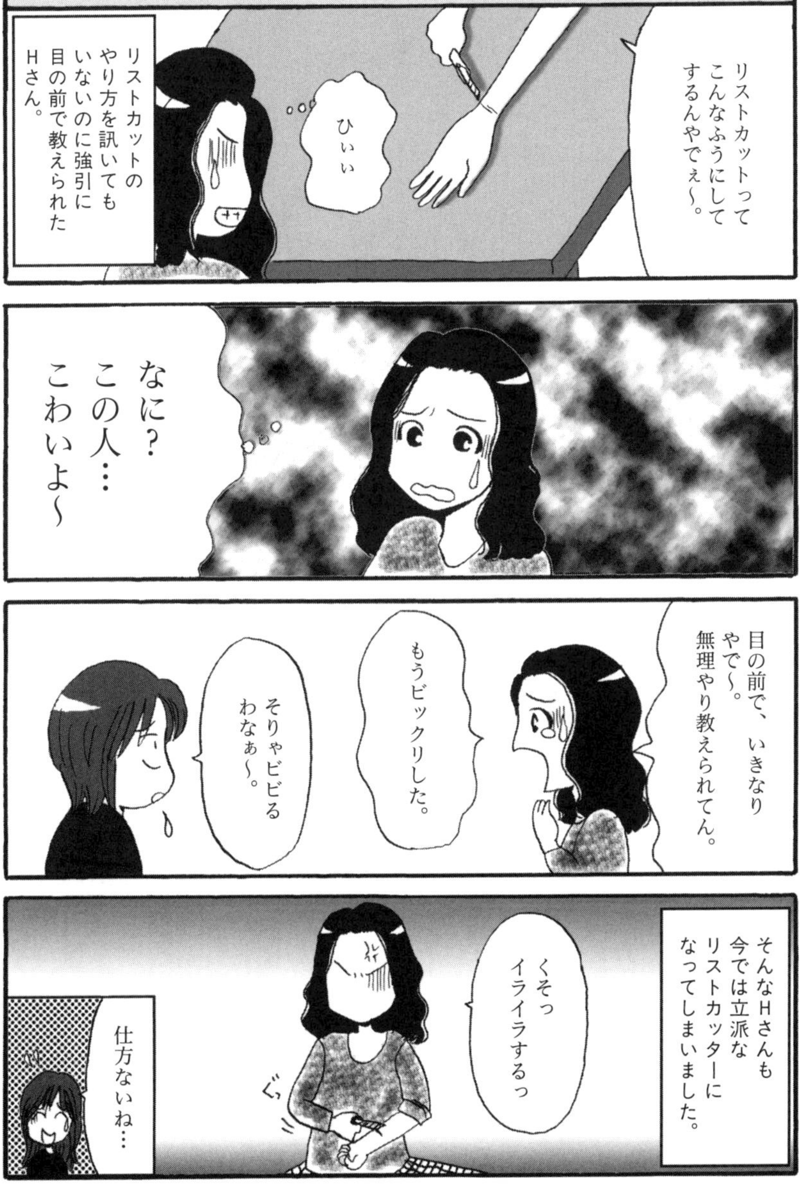
リストカットってこんなふうにしてするんやでぇ〜。
ひぃぃ
リストカットのやり方を訊いてもいないのに強引に目の前で教えられたHさん。
なに？この人…こわいよ〜
目の前で、いきなりやで〜。無理やり教えられてん。
もうビックリした。
そりゃビビるわなぁ〜。
そんなHさんも今では立派なリストカッターになってしまいました。
くそっイライラするっ
ぐっ
仕方ないね…

当時のアダナ
やめてたのに…なんでやってしまったんやろ…
麻酔が切れて痛いかも。
入院時に突発的に両腕切りまくり30針ほど縫われた時。
あらら
麻酔切れて痛いんやろ
くすくす
ケンシロウ。(北斗の拳)
…お前はもう死んでいる…
おもしろくないわよ。
数日間「ケンシロウ」と呼ばれていた。

外科医の説明

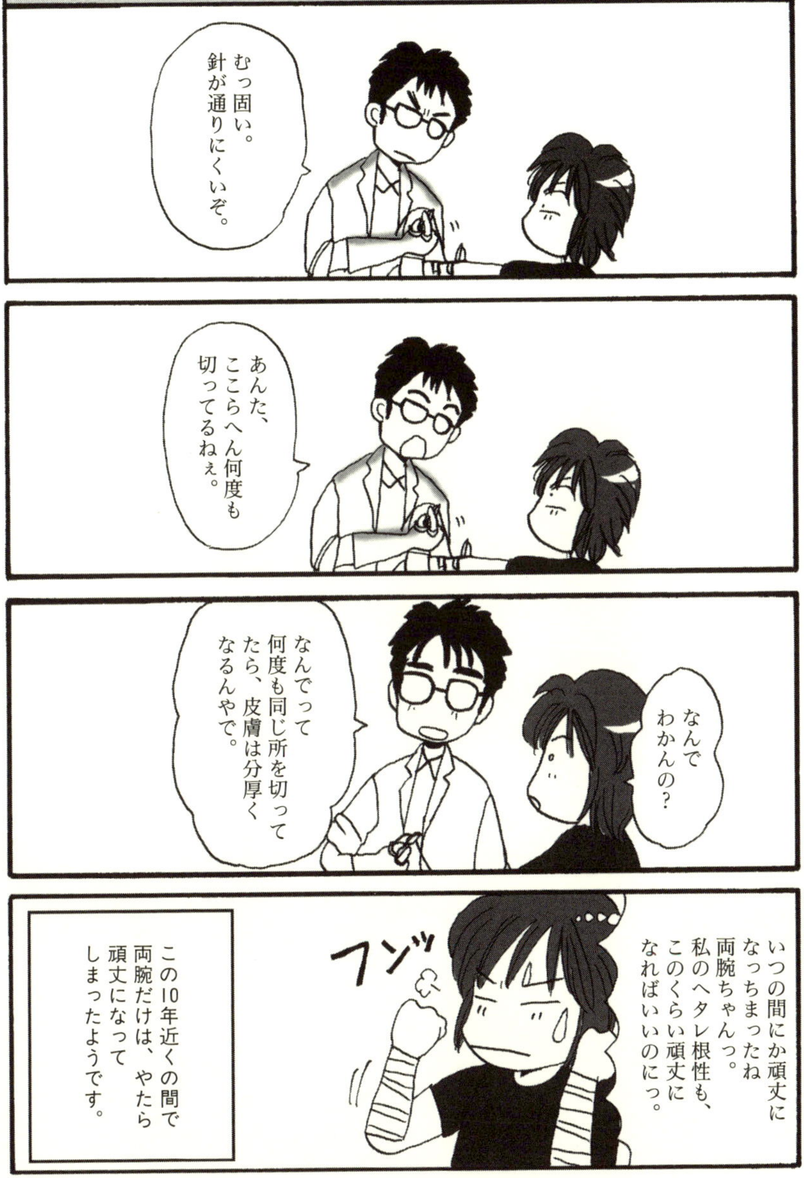

むっ固い。針が通りにくいぞ。
あんた、ここらへん何度も切ってるねぇ。
なんでわかんの?
なんでって何度も同じ所を切ってたら、皮膚は分厚くなるんやで。
いつの間にか頑丈になっちまったね両腕ちゃんっ。私のヘタレ根性も、このくらい頑丈になればいいのにっ。
フンッ
この10年近くの間で両腕だけは、やたら頑丈になってしまったようです。

親切で優しかった外科医

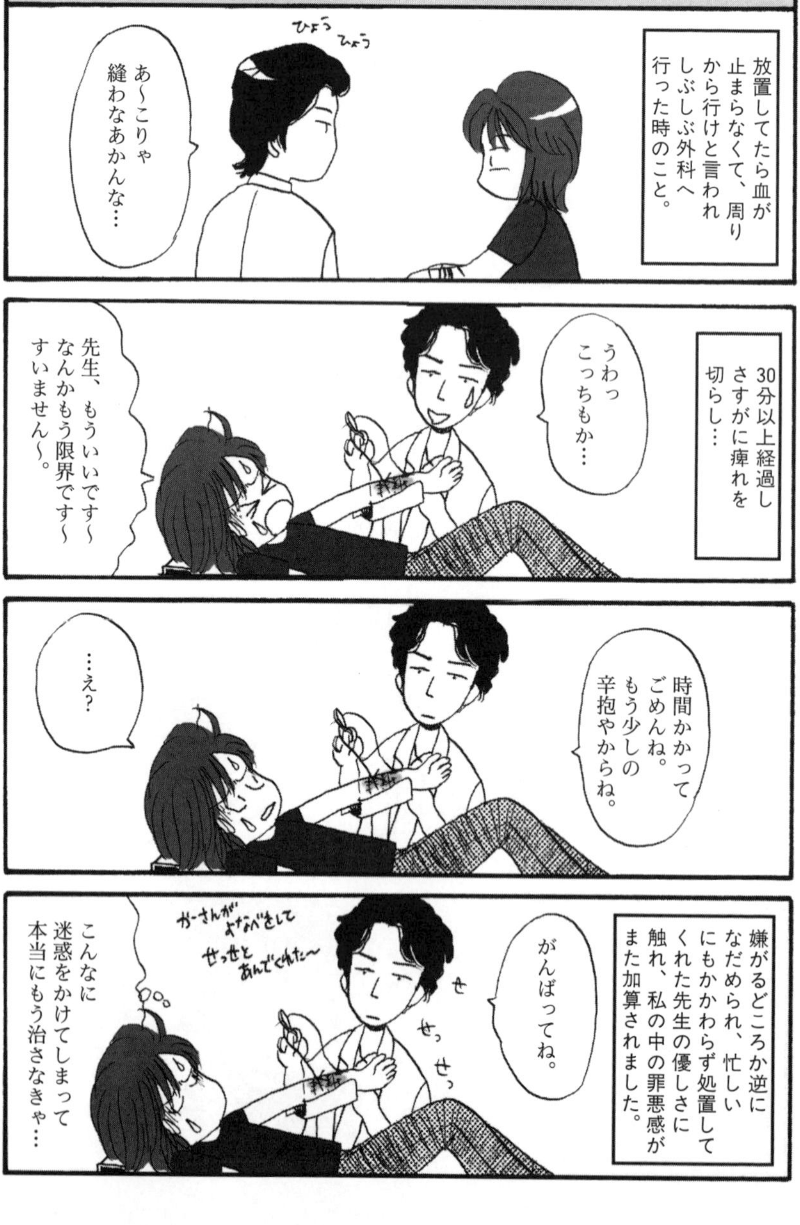
放置してたら血が止まらなくて、周りから行けと言われしぶしぶ外科へ行った時のこと。
ひょうひょう
あ〜こりゃ縫わなあかんな…
30分以上経過しさすがに痺れを切らし…
うわっこっちもか…
先生、もういいです〜なんかもう限界です〜すいません〜。
時間かかってごめんね。もう少しの辛抱やからね。
…え？
嫌がるどころか逆になだめられ、忙しいにもかかわらず処置してくれた先生の優しさに触れ、私の中の罪悪感がまた加算されました。
がんばってね。
せ せっ せっ
かーさんが よなべをして せっせと あんでくれた〜
こんなに迷惑をかけてしまって本当にもう治さなきゃ…

初めての体験1本縫い

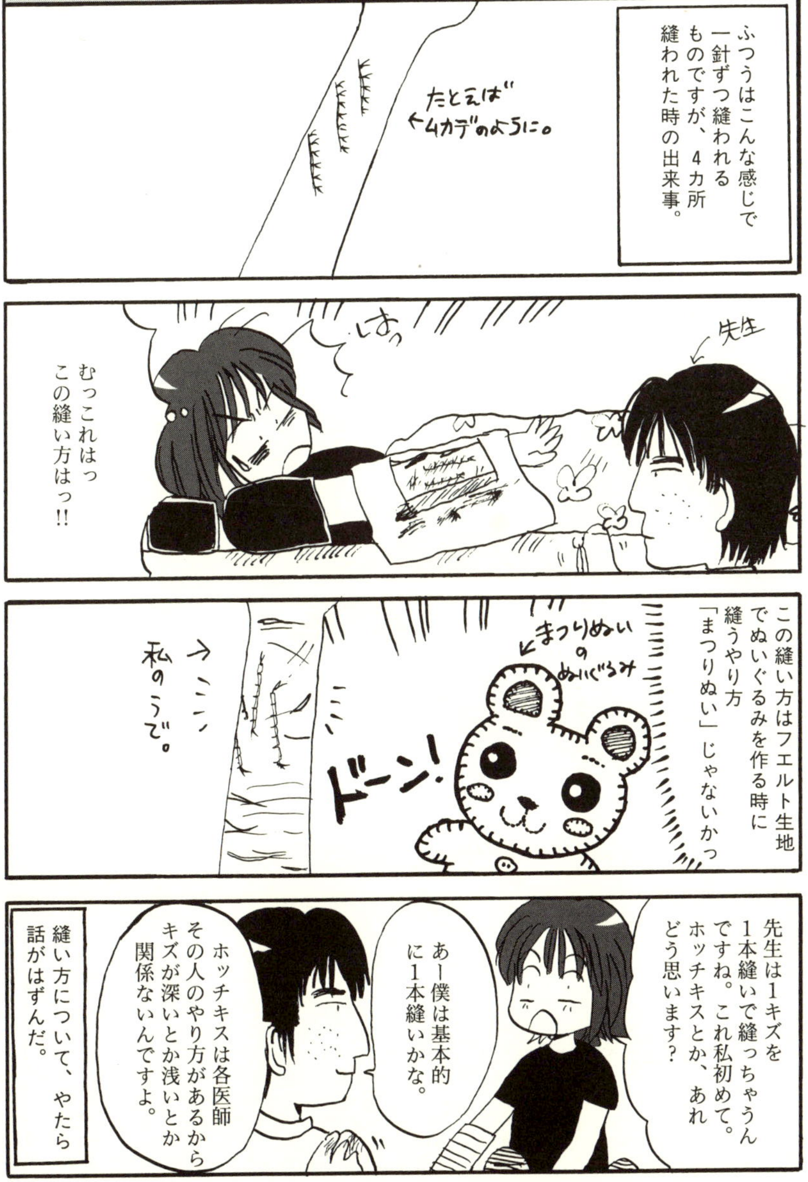

ふつうはこんな感じで一針ずつ縫われるものですが、4カ所縫われた時の出来事。
たとえば
←ムカデのように。
はっ
先生
むっこれはっこの縫い方はっ!!
この縫い方はフエルト生地でぬいぐるみを作る時に縫うやり方「まつりぬい」じゃないかっ
←まつりぬいのぬいぐるみ
ドーン!
→私のうで。
先生は1キズを1本縫いで縫っちゃうんですね。これ私初めて。ホッチキスとか、あれどう思います？
あー僕は基本的に1本縫いかな。
ホッチキスは各医師その人のやり方があるからキズが深いとか浅いとか関係ないんですよ。
縫い方について、やたら話がはずんだ。

子どもたちの反応

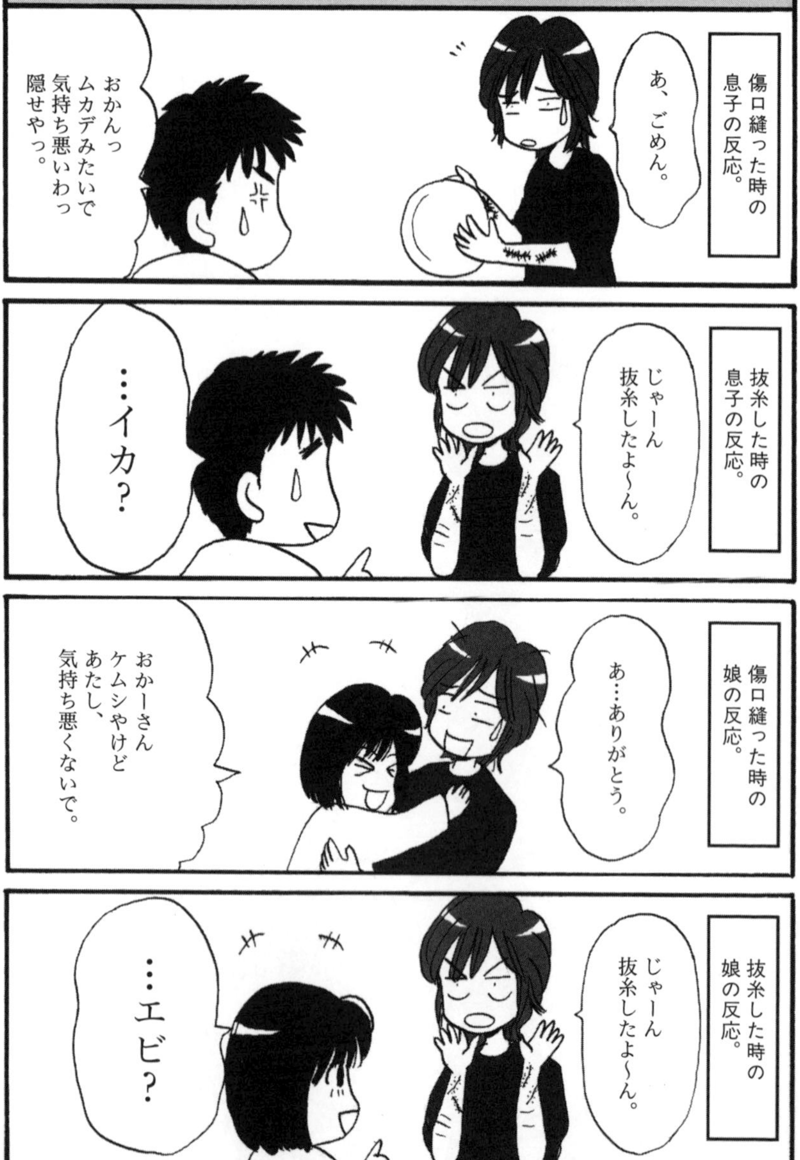
傷口縫った時の息子の反応。
あ、ごめん。
おかんっ ムカデみたいで気持ち悪いわっ 隠せやっ。
抜糸した時の息子の反応。
じゃーん 抜糸したよ～ん。
…イカ？
傷口縫った時の娘の反応。
あ…ありがとう。
おかーさん ケムシやけど あたし、気持ち悪くないで。
抜糸した時の娘の反応。
じゃーん 抜糸したよ～ん。
…エビ？

番外編——過食嘔吐にがんばる女性

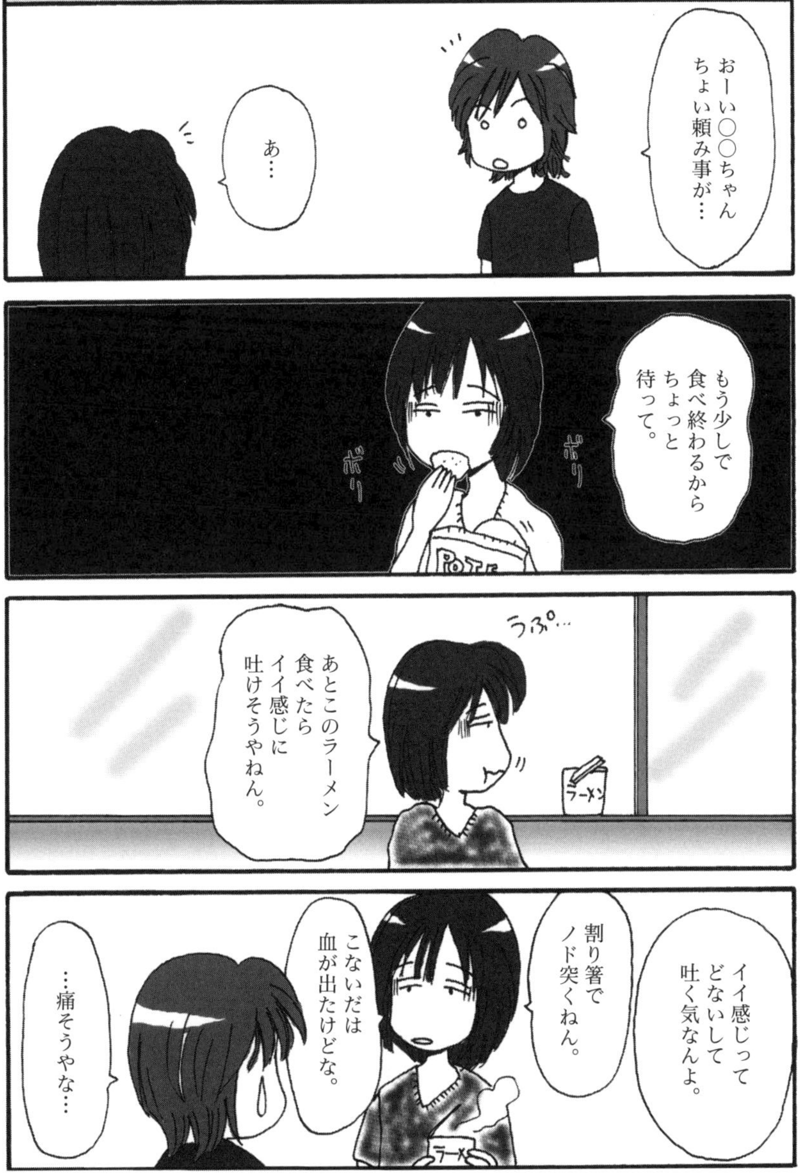
おーい○○ちゃん
ちょい頼み事が…
あ…
もう少しで
食べ終わるから
ちょっと
待って。
ボリ
ボリ
うぷ…
あとこのラーメン
食べたら
イイ感じに
吐けそうやねん。
ラーメン
イイ感じって
どないして
吐く気なんよ。
割り箸で
ノド突くねん。
こないだは
血が出たけどな。
…痛そうやな…

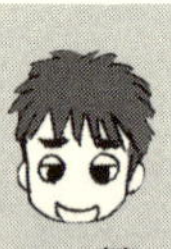

精神科医　西側先生のコメント

リストカットも摂食障害もいずれもアディクションの一種です。アディクションというのは嗜癖《しへき》、依存症とも呼ばれる悪い習慣のことです。よく知られているのは、酒（アルコール）、タバコ、薬物、パチンコ・競馬（ギャンブル）などですが、それ以外にもゲーム、買い物、掃除、仕事などもその対象となります。リストカット、摂食障害、幼児虐待などと聞けばそれは悪いことだアディクションだとわかりますが、えっそれが悪いことなの？というようなことでも、やりすぎればやはりアディクションになってしまうということです。私たち精神科医にとって難儀なことには、治療に出している薬や主治医の存在自体さえもアディクションの対象となってしまうことさえあるのです。

　リストカットと摂食障害は特に若い女性に起こりやすい病気です。その両方を併発することもよくあります。パニック障害、ＢＰＤ（境界性人格障害）、解離性障害などは類縁疾患であり、それらの病気の症状のひとつとしてリストカットと摂食障害があることがほとんどです。またアディクションはひとつを止めてもまた別のアディクションが出てくることがよくあります。まるでもぐら叩きゲームのように。リストカットを無理やり止めさせたら食べ吐きと買い物が止められなくなった、「あぁリスカしてた時のほうがよっぽどましだったなぁ」というようなことも治療の経過の中でよくあることです。

第2章の最初の4コママンガで「リストカットは伝染する」とありますが、本当によく伝染《うつ》ります。それが入院治療の大きなデメリットでもあるのですが、患者さん同士の情報交換は止められないし本当に困ったものです。リストカットのことをなにも知らなかった子が突然切り始めた時「あ～あ」と情けない気持ちになってしまいます。「こんな子になにも教えんでもええのに」と誰だかわからないリストカッターに腹を立てることもしょっちゅうです。

「まねをしないでほしい」。これはいつも思っていることです。患者さん当人に対してははっきりそう言う場合と言わない場合がありますが、気持ちはいつも一緒です。そして、この本を読んでくださっている方々にも同じように思います。

「まねをしないでほしい」。そういう思いを込めて書かれていることを理解していただいたうえで読んでもらえたらうれしく思います。

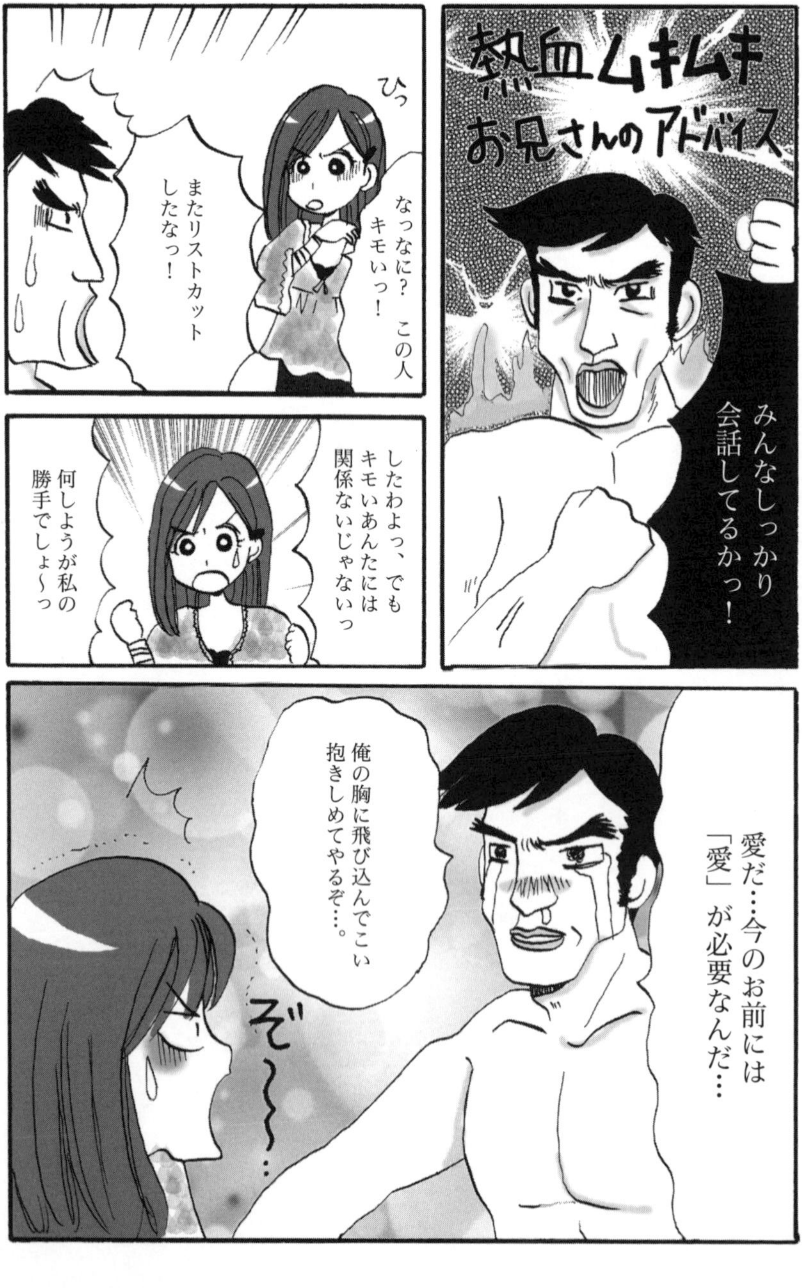
熱血ムキムキお兄さんのアドバイス
みんなしっかり会話してるかっ！
ひっ
なっなに？　この人キモいっ！
またリストカットしたなっ！
したわよっ、でもキモいあんたには関係ないじゃないっ
何しようが私の勝手でしょ～っ
愛だ…今のお前には「愛」が必要なんだ…
俺の胸に飛び込んでこい抱きしめてやるぞ…。
ぞ～～…

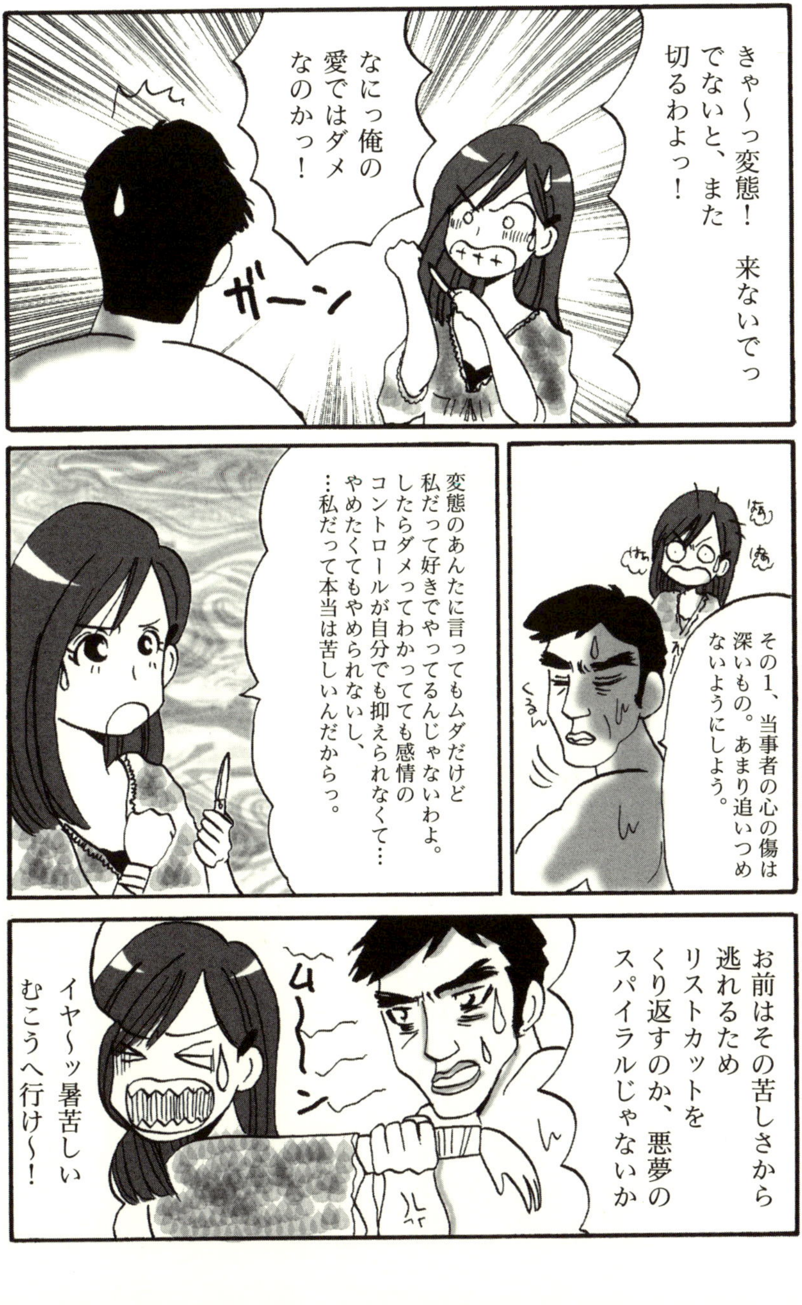
きゃ〜っ変態！　来ないでっ
でないと、また
切るわよっ！
なにっ俺の
愛ではダメ
なのかっ！
ガーン
その1、当事者の心の傷は
深いもの。あまり追いつめ
ないようにしよう。
変態のあんたに言ってもムダだけど
私だって好きでやってるんじゃないわよ。
したらダメってわかってても感情の
コントロールが自分でも抑えられなくて…
やめたくてもやめられないし、
…私だって本当は苦しいんだからっ。
お前はその苦しさから
逃れるため
リストカットを
くり返すのか、悪夢の
スパイラルじゃないか
ム〜〜ン
イヤ〜ッ暑苦しい
むこうへ行け〜〜！

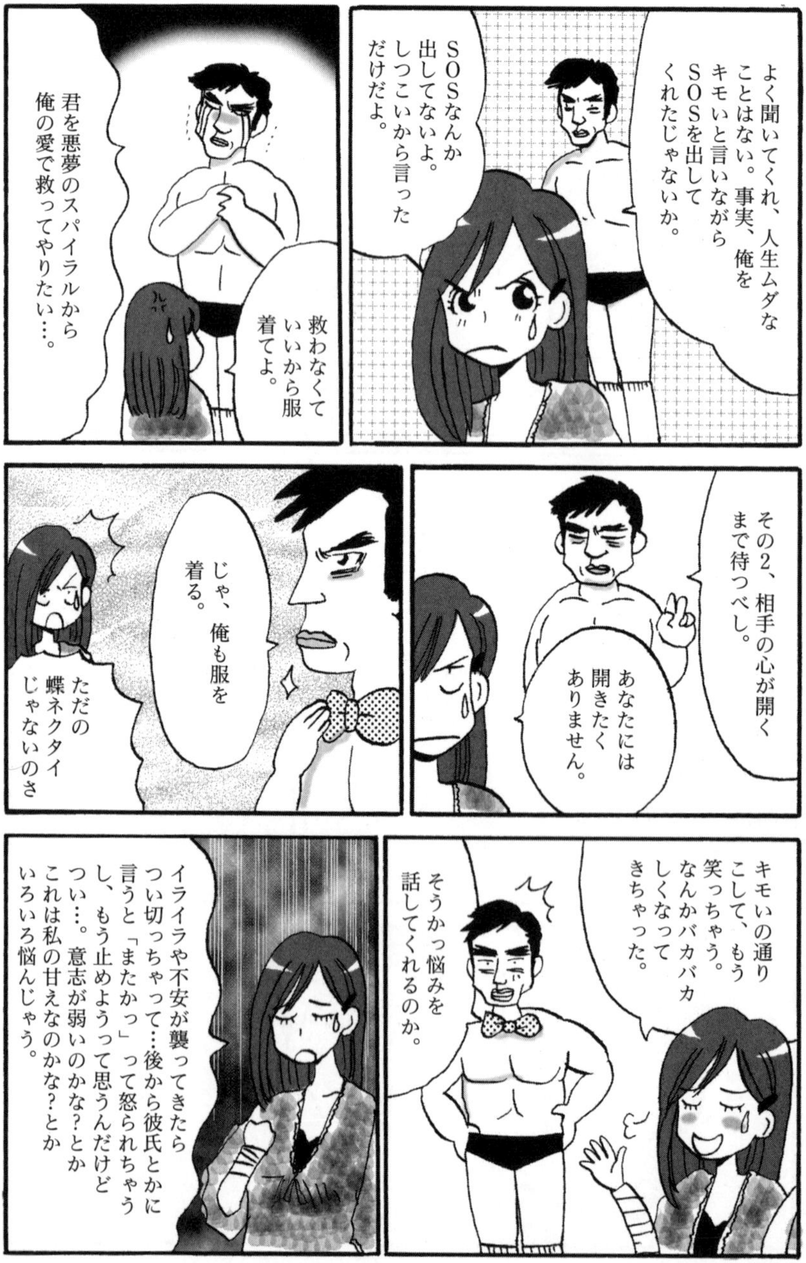
よく聞いてくれ、人生ムダなことはない。事実、俺をキモいと言いながらSOSを出してくれたじゃないか。
SOSなんか出してないよ。しつこいから言っただけだよ。
君を悪夢のスパイラルから俺の愛で救ってやりたい…。
救わなくていいから服着てよ。
その2、相手の心が開くまで待つべし。
あなたには開きたくありません。
じゃ、俺も服を着る。
ただの蝶ネクタイじゃないのさ
キモいの通りこして、もう笑っちゃう。なんかバカバカしくなってきちゃった。
そうかっ悩みを話してくれるのか。
イライラや不安が襲ってきたらつい切っちゃって…後から彼氏とかに言うと「またかっ」って怒られちゃうし、もう止めようって思うんだけどつい…。意志が弱いのかな？とかこれは私の甘えなのかな？とかいろいろ悩んじゃう。

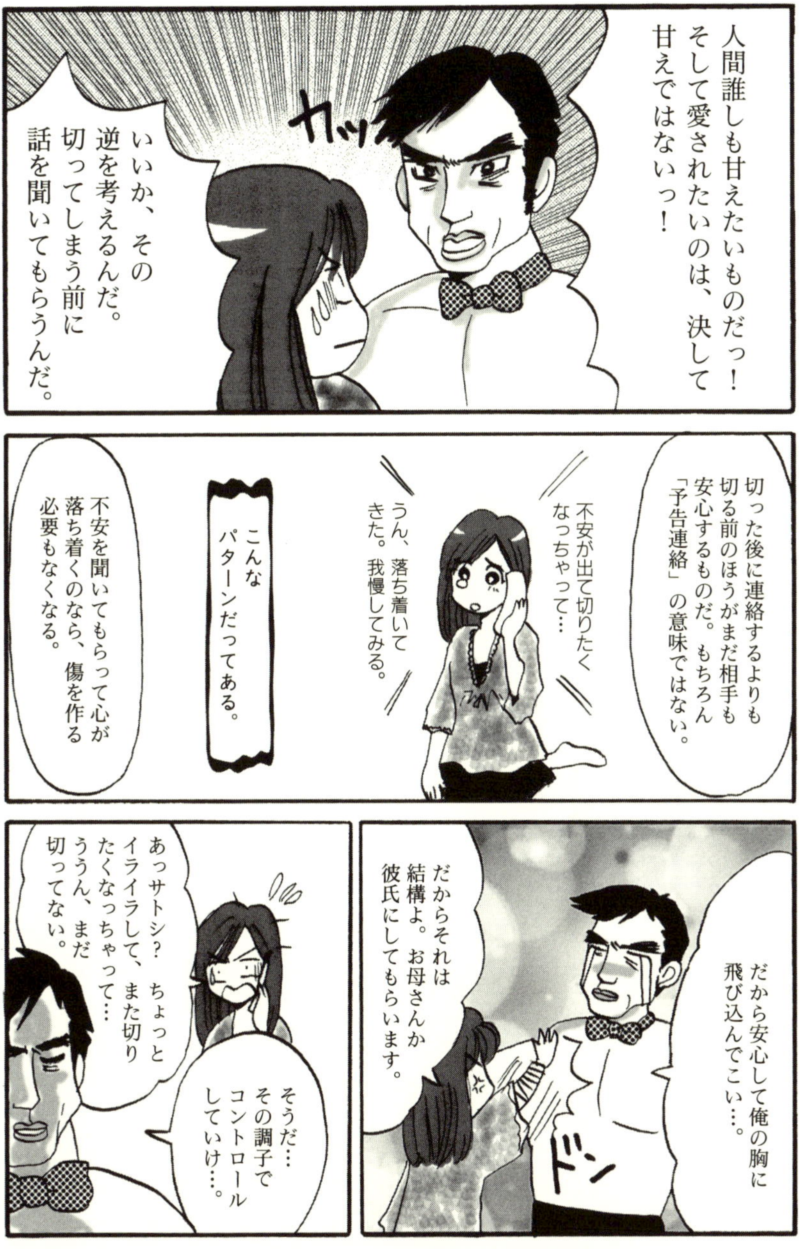
人間誰しも甘えたいものだっ！そして愛されたいのは、決して甘えではないっ！
カッ
いいか、その逆を考えるんだ。切ってしまう前に話を聞いてもらうんだ。
切った後に連絡するよりも切る前のほうがまだ相手も安心するものだ。もちろん「予告連絡」の意味ではない。
不安が出て切りたくなっちゃって…
うん、落ち着いてきた。我慢してみる。
こんなパターンだってある。
不安を聞いてもらって心が落ち着くのなら、傷を作る必要もなくなる。
だから安心して俺の胸に飛び込んでこい…。
ドン
だからそれは結構よ。お母さんか彼氏にしてもらいます。
あっサトシ？　ちょっとイライラして、また切りたくなっちゃって…ううん、まだ切ってない。
そうだ…その調子でコントロールしていけ…。

第3章

めざせリストカット症候群
回復の道のり

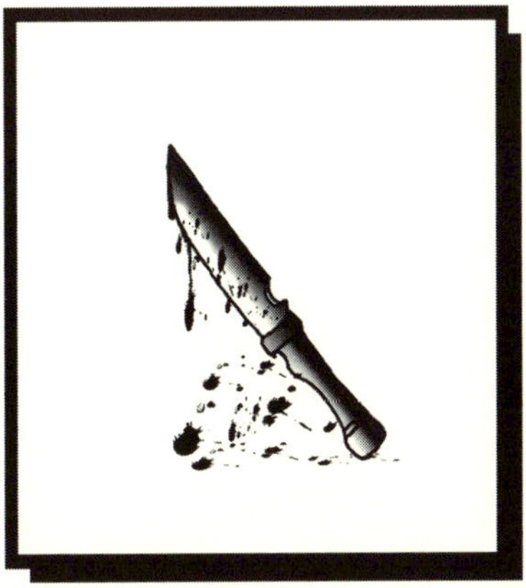

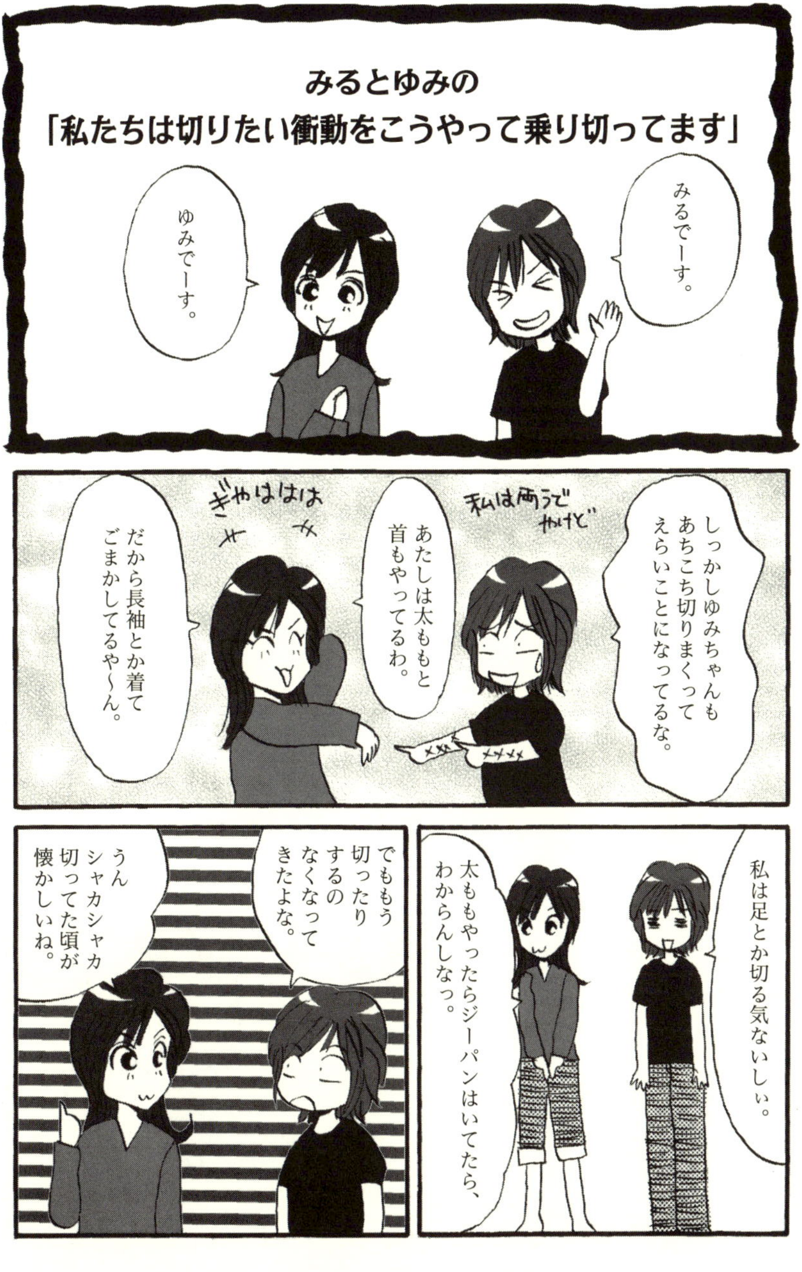
みるとゆみの
「私たちは切りたい衝動をこうやって乗り切ってます」
みるでーす。
ゆみでーす。
しっかしゆみちゃんもあちこち切りまくってえらいことになってるな。
私は両うで だけど
あたしは太ももと首もやってるわ。
ぎゃははは
だから長袖とか着てごまかしてるや〜ん。
私は足とか切る気ないしぃ。
太ももやったらジーパンはいてたら、わからんしなっ。
でももう切ったりするのなくなってきたよな。
うんシャカシャカ切ってた頃が懐かしいね。

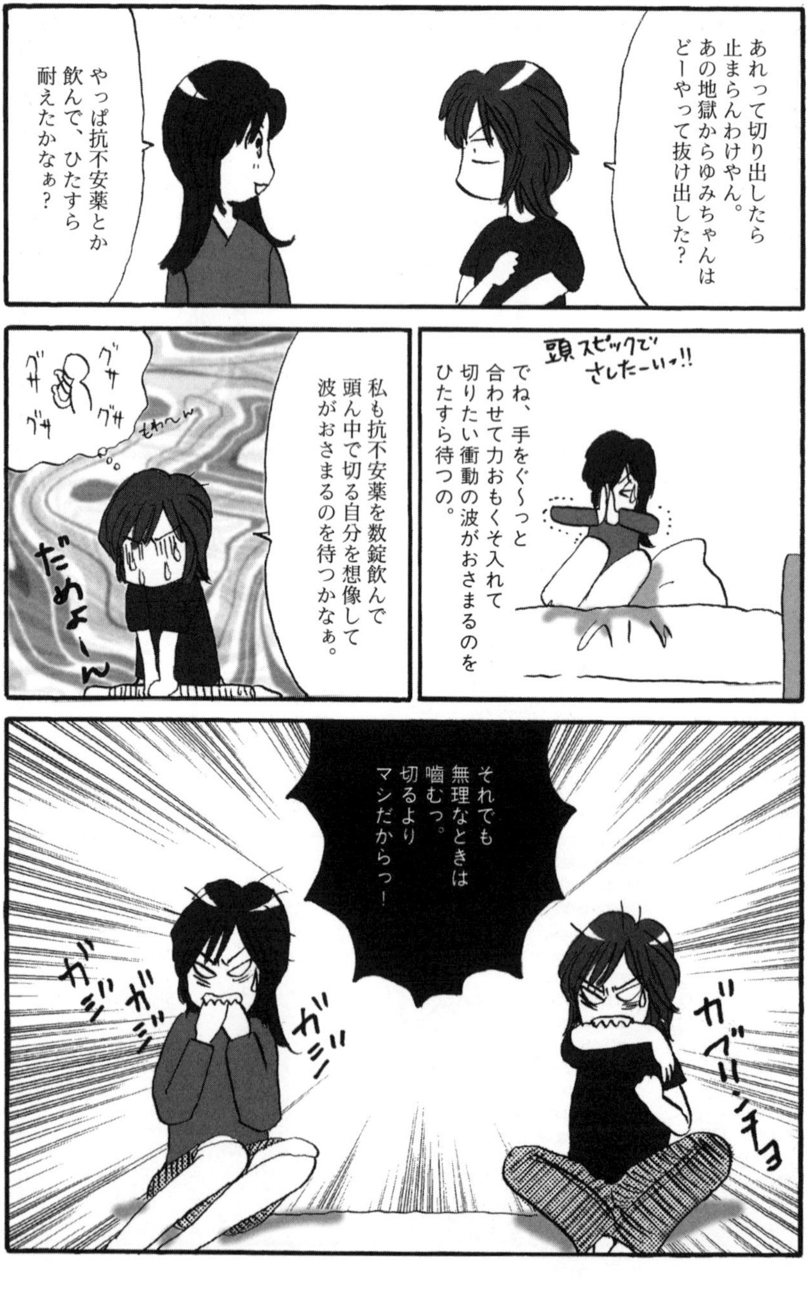
あれって切り出したら
止まらんわけやん。
あの地獄からゆみちゃんは
どーやって抜け出した？
やっぱ抗不安薬とか
飲んで、ひたすら
耐えたかなぁ？
頭スピックで さしたーいっ!!
でね、手をぐ～っと
合わせて力おもくそ入れて
切りたい衝動の波がおさまるのを
ひたすら待つの。
私も抗不安薬を数錠飲んで
頭ん中で切る自分を想像して
波がおさまるのを待つかなぁ。
グサ グサ グサ グサ
もわ〜ん
だめよ〜ん
それでも
無理なときは
噛むっ。
切るより
マシだからっ！
ガブリンチョ
ガジ ガジ ガジ

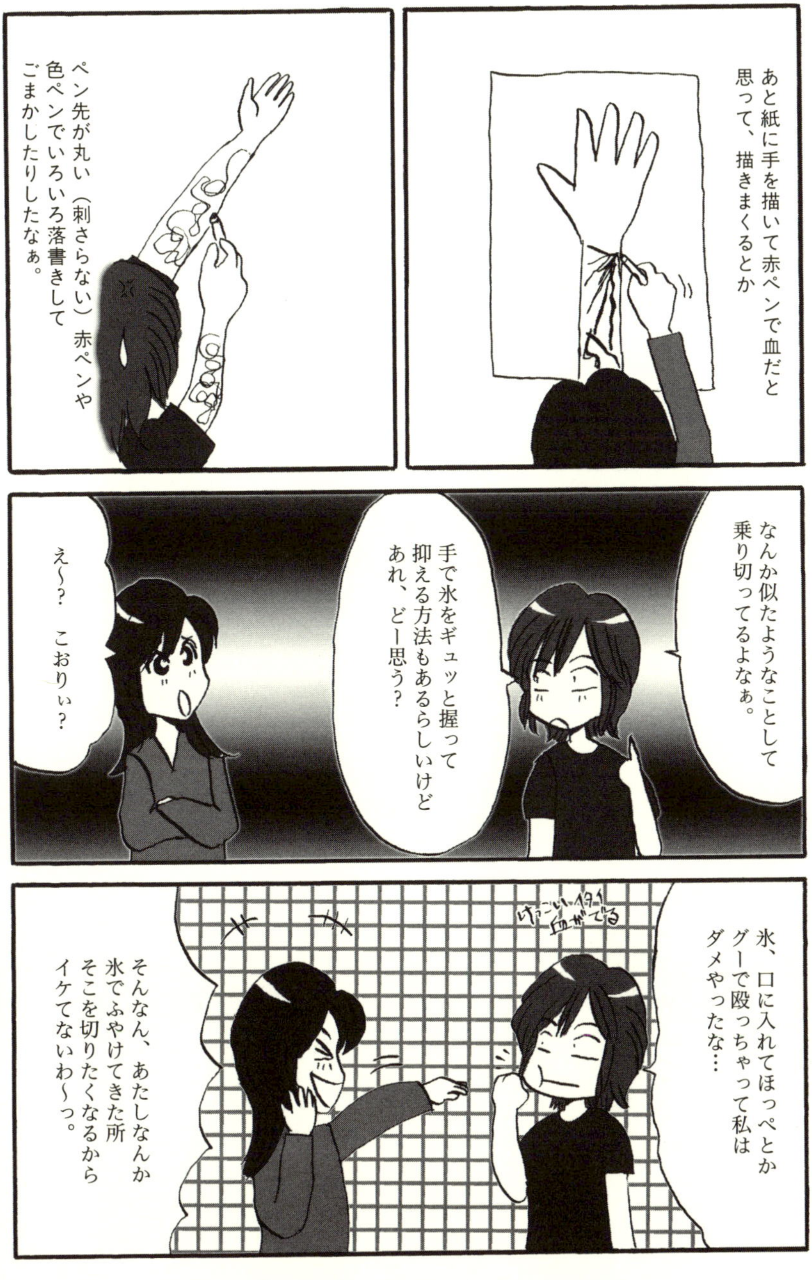
あと紙に手を描いて赤ペンで血だと
思って、描きまくるとか
ペン先が丸い（刺さらない）赤ペンや
色ペンでいろいろ落書きして
ごまかしたりしたなぁ。
なんか似たようなことして
乗り切ってるよなぁ。
手で氷をギュッと握って
抑える方法もあるらしいけど
あれ、どー思う？
え〜？　こおりぃ？
氷、口に入れてほっぺとか
グーで殴っちゃって私は
ダメやったな…
けっこいイタイ
血がでる
そんなん、あたしなんか
氷でふやけてきた所
そこを切りたくなるから
イケてないわ〜っ。

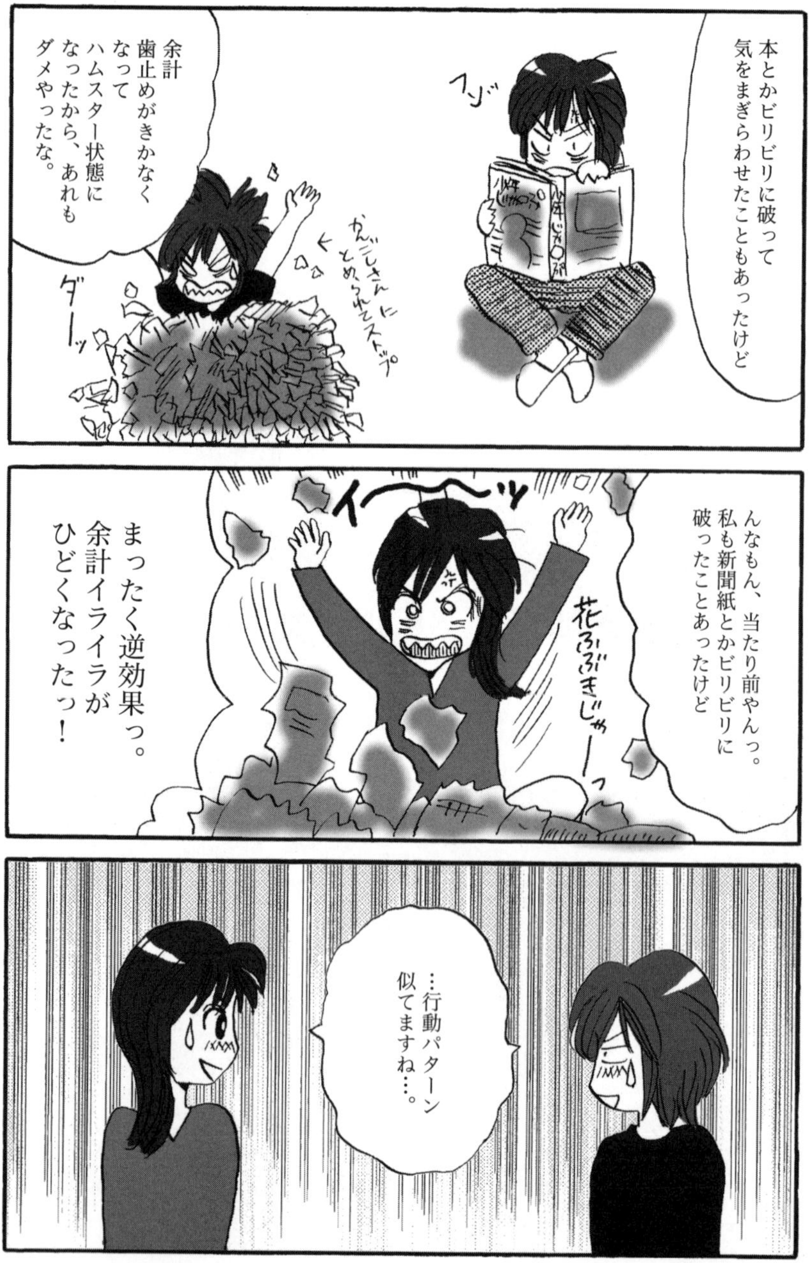
本とかビリビリに破って気をまぎらわせたこともあったけど
フンッ
かんごしさんにとめられてストップ
ダーッ
余計歯止めがきかなくなってハムスター状態になったから、あれもダメやったな。
んなもん、当たり前やんっ。私も新聞紙とかビリビリに破ったことあったけど
イ〜〜ッ
花ふぶきじゃーっ
まったく逆効果っ。余計イライラがひどくなったっ！
…行動パターン似てますね…。

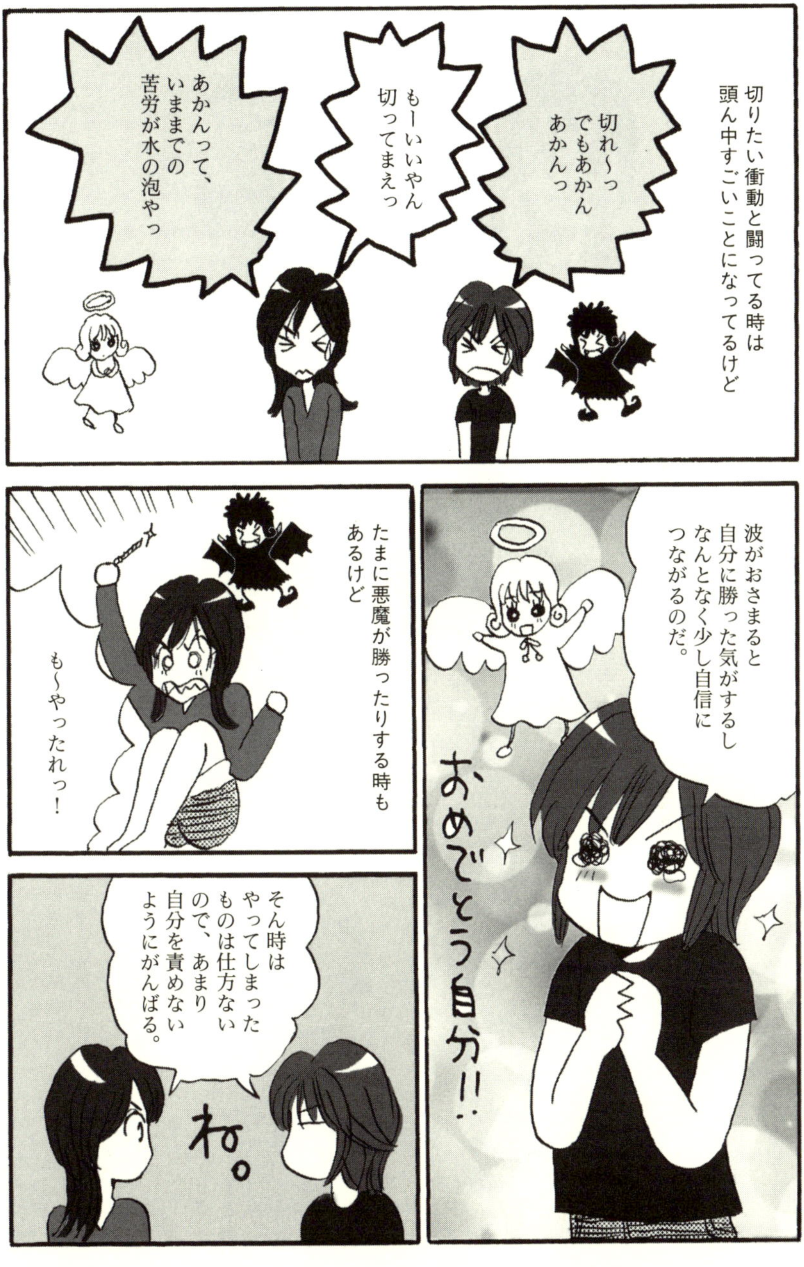
切りたい衝動と闘ってる時は頭ん中すごいことになってるけど
切れ〜っ でもあかん あかんっ
もーいいやん 切ってまえっ
あかんって、いままでの苦労が水の泡やっ
波がおさまると自分に勝った気がするし なんとなく少し自信に つながるのだ。
おめでとう自分!!
たまに悪魔が勝ったりする時もあるけど
も〜やったれっ!
そん時はやってしまったものは仕方ないので、あまり自分を責めないようにがんばる。
ね。

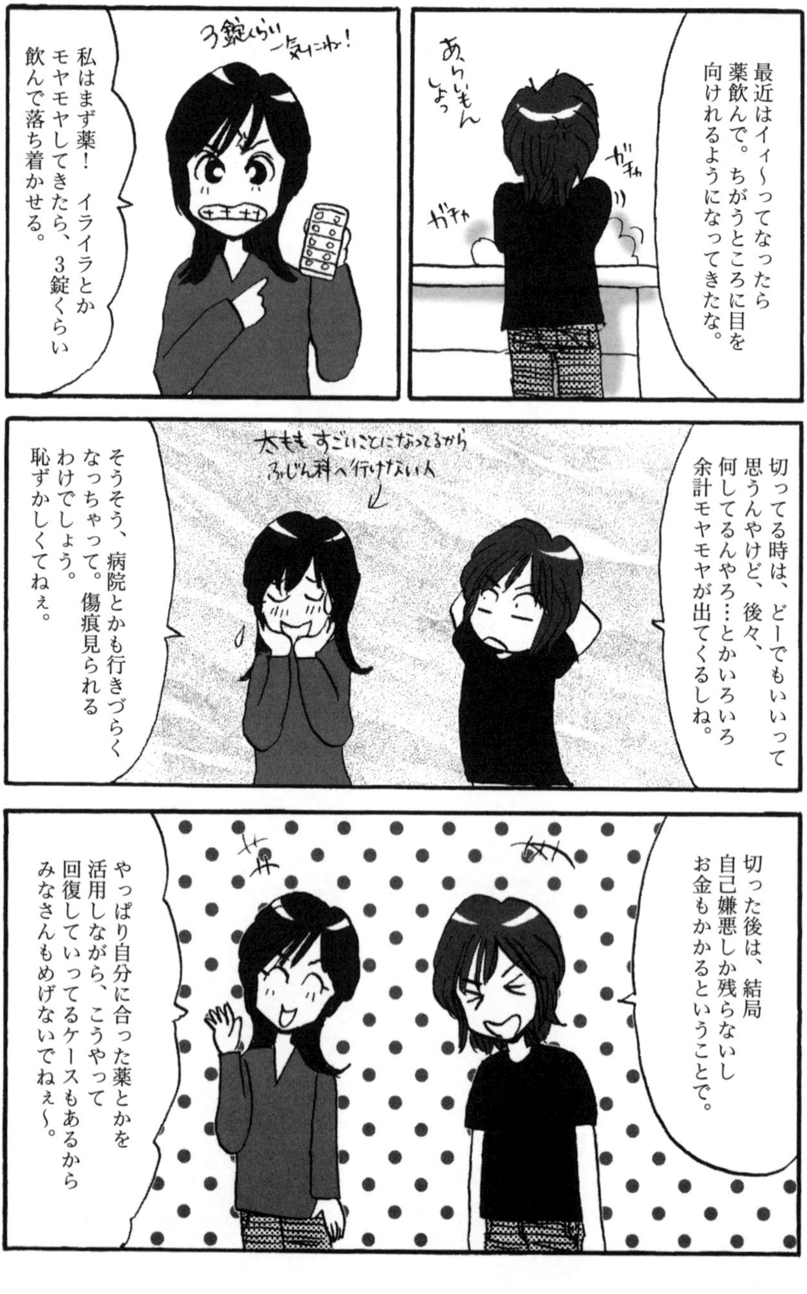
最近はイィ～ってなったら
薬飲んで。ちがうところに目を
向けれるようになってきたな。
あらいもんしよっ
ガチャ
ガチャ
私はまず薬！　イライラとか
モヤモヤしてきたら、３錠くらい
飲んで落ち着かせる。
３錠くらい一気にね！
切ってる時は、どーでもいいって
思うんやけど、後々、
何してるんやろ…とかいろいろ
余計モヤモヤが出てくるしね。
太ももすごいことになってるから
ふじん科へ行けない人
そうそう、病院とかも行きづらく
なっちゃって。傷痕見られる
わけでしょう。
恥ずかしくてねぇ。
切った後は、結局
自己嫌悪しか残らないし
お金もかかるということで。
やっぱり自分に合った薬とかを
活用しながら、こうやって
回復していってるケースもあるから
みなさんもめげないでねぇ～。

リストカットなどの衝動的行動を抑える手段にはお薬は有効だと思います

●医学的考え

イライラや不安度がひどく、まだ感情の自己コントロールができない方たちにはメジャー（メジャートランキライザーの略。抗精神病薬）が効き目があるようですし、気分安定薬が効く方もおられます。

「爆発する寸前！　つかムリ！　自分の力だけでは抑えられない！と思った時に飲む頓服」（つか、すでにだるくなって切る余裕もなくなってくるという）。

でもメジャーとかになると、自分に合わない薬の場合、余計にイライラが増して、衝動的になったりする場合もありますし、個人的には良し悪しかなぁーというところもありますが。キツい薬＋しんどい＝逆効果↓オーバードース（ＯＤ＝大量服薬）してラリって切るとかいうパターンも多いと思う。

ある程度、自分で感情の自己コントロールができるようになった方たちなら抗不安薬2〜5錠ほどで治まります（もちろん自分に合った抗不安薬ね）。
「んーヤバいかも。早めに薬飲んでおこうな時に飲む頓服」。
ここまで来ると、メジャーのような心配もないと思います。個人的にこっちの方がマイルド（当たり前だけど）でイライラが増すとかもあまりないと思うし。

●心理的考え

お薬を有効に使って、切りたい衝動を乗り切った時は自分自身をほめてあげて自信につながらせ（周りにいる方もぜひほめてくださいませ）、気がつくと自然と感情の自己コントロールも少しずつレベルアップしてるので、その際に薬のレベルを下げつつ、最終的には「切りたい衝動」から回復していくことができて「切りたい衝動を抑えるために飲む薬」もなくなることと思いますので、そんな感じで乗り切っていくものかなぁーと思っております。

この後にも登場するゆみさんは「絶対はない」とおっしゃってます。「絶対切らない！」

と思いつめないようにしましょう。ホドホドが一番らしいです（私の場合はすぐ『絶対しない！』と思ってしまうので、まだ頭固くてダメなんですよね）。

切った時は「しゃーない、しゃーない、ドンマイ自分」で終わらせましょう（笑）。終わらなかった時は最悪うつ状態につながってしまう時がありますので、その時は、やっぱり抗不安薬などお薬に頼りましょう（でもやけになってオーバードースしたらダメよ）。オーバードースしたい衝動がきたら「お肌に悪い！　めざせ美肌！」と念じ、お菓子のラムネでも飲んでごまかしましょう！　瓶に可愛くて小さいラムネを入れておいて、「OD禁止用」とかラベルでも貼れば、なんか眺めてるだけでも可愛かったりもしますし（笑）。

以上、これらのことは摂食障害にも有効だと思っております〜。あと摂食障害の場合は「体重計」を異常にこわがっている方もいらっしゃったり体重計に執着して毎日測ってしまうパターンの方もいらっしゃいますので、毎日測るのは管理するには良いことでもありますが、体重の一日の変動なんて当たり前なのですから、あまりこだわず、長いスパン、週1のペースで体重管理するのがいいのかもなどと私《わたし》的に思ってます。

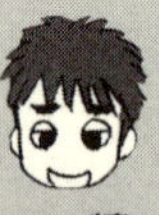

精神科医
西側先生のコメント

リストカットする人たちの理由はさまざまです。多くのリストカッターたちが口にするのは、

①すっきりするから。
②むしゃくしゃするから（これはすっきりしたいからと考えれば①と同じ意味でしょう）。
③血を見ると落ち着くから。
④生きている実感が湧くから。
⑤現実感を取り戻せるから。
⑥痛いのがいいから。
⑦みんなが自分を心配してくれるのを確認したいから。

などといった内容です。理由はいろいろありますが、インターネットの影響もあってものすごい勢いで増えているのが現状です。

では、実際リストカットしてしまった人たちに私たち医師は、病院は、どう対処しているのでしょうか？　これはあくまで私のやり方ですが、決してカッティングそのものを厳しく禁じているわけではありません。最初の約束事で「切らないでね」ぐらいのことは言いますが、それ以上のことは言いません。ただしこれも最初の約束事で、予《あらかじ》め用意しておいた紹介状を持って自分で近所の一般病院に行っていただき、救急外来で処置や縫合をしてもらっています。自分で行けない場合は、ご家族に連れて行ってもらいます（近隣の病院の先生方には大変お世話になっています）。「リスカを禁止はしないけれど、切ってしまったら自己責任において自分で外科外来を受診してください」という約束を前もってしておきます。切ってしまったことは決して責めません。なぜ切ることになったのか、原因を一緒に考えて共感する程度です。ただリストカットしたことに全く怒らないかというとそうでもありません。大量に出血するほど切ってしまった時やくり返し切った時はちゃんと叱ってあげましょう。後に出てくるマンガの本編にもあるように、「後かたづけが大変だった」とか「死ぬかもしれないと思って心配した」とはっきり言ってあげてください。約束を何度も破って切り続ける場合は「次に切ったら○○ね」とペナルティーを設けることもあります。一方、最近回数が減ってきたという報告には喜んで十分に褒《ほ》めてあげることが大切です。切りたいんだけど悶々としながら我慢しているときにも「よう頑張ってるね」と評価してあげましょう。

注意

カッティングシーンなどあります！
しんどくなったら
必ず**本を読むのを中断**して
休憩してくださいね。

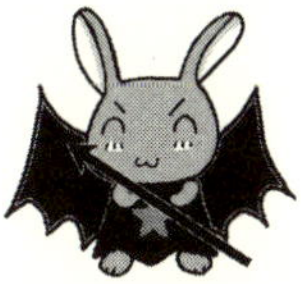

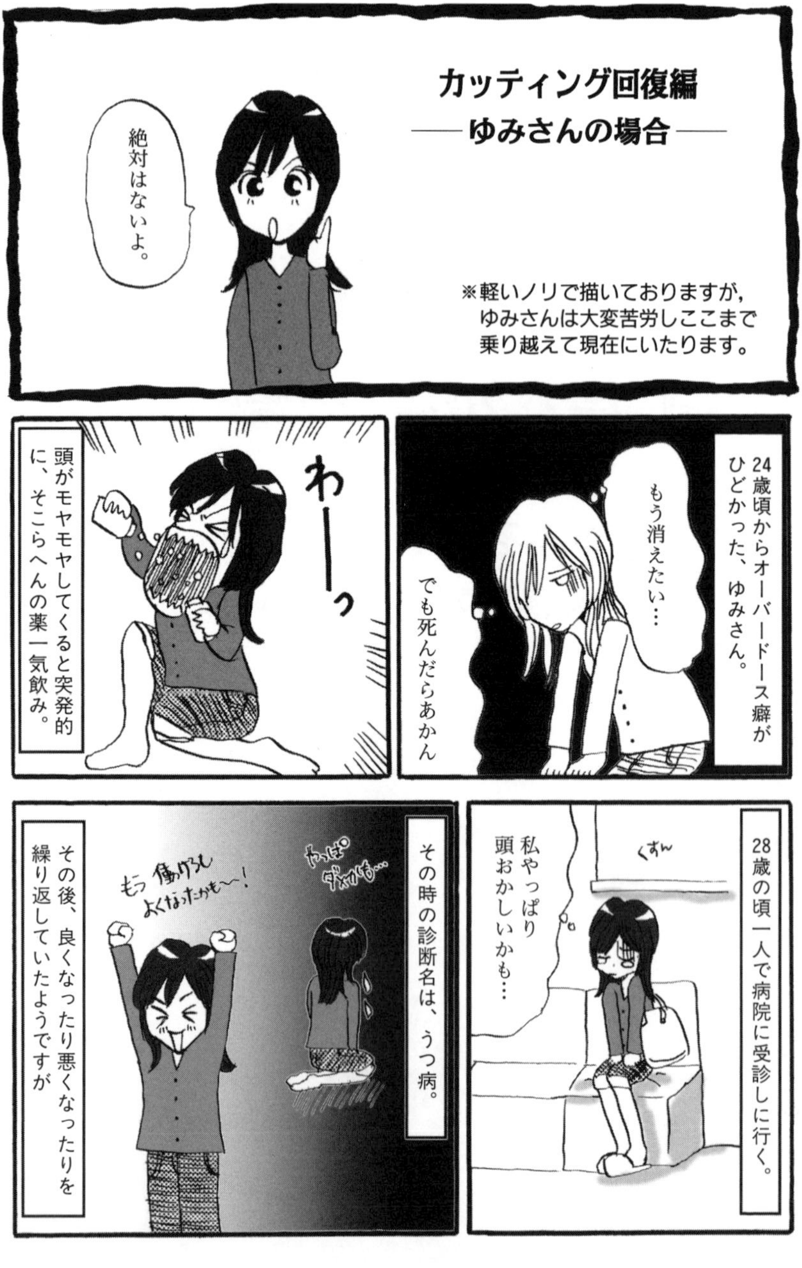
カッティング回復編
――ゆみさんの場合――
※軽いノリで描いておりますが，ゆみさんは大変苦労しここまで乗り越えて現在にいたります。
絶対はないよ。
24歳頃からオーバードース癖がひどかった、ゆみさん。
もう消えたい…
でも死んだらあかん
頭がモヤモヤしてくると突発的に、そこらへんの薬一気飲み。
わーーっ
28歳の頃一人で病院に受診しに行く。
くすん
私やっぱり頭おかしいかも…
その時の診断名は、うつ病。
やっぱダメかも…
その後、良くなったり悪くなったりを繰り返していたようですが
もう 傷つけるし よくなったかも～～！

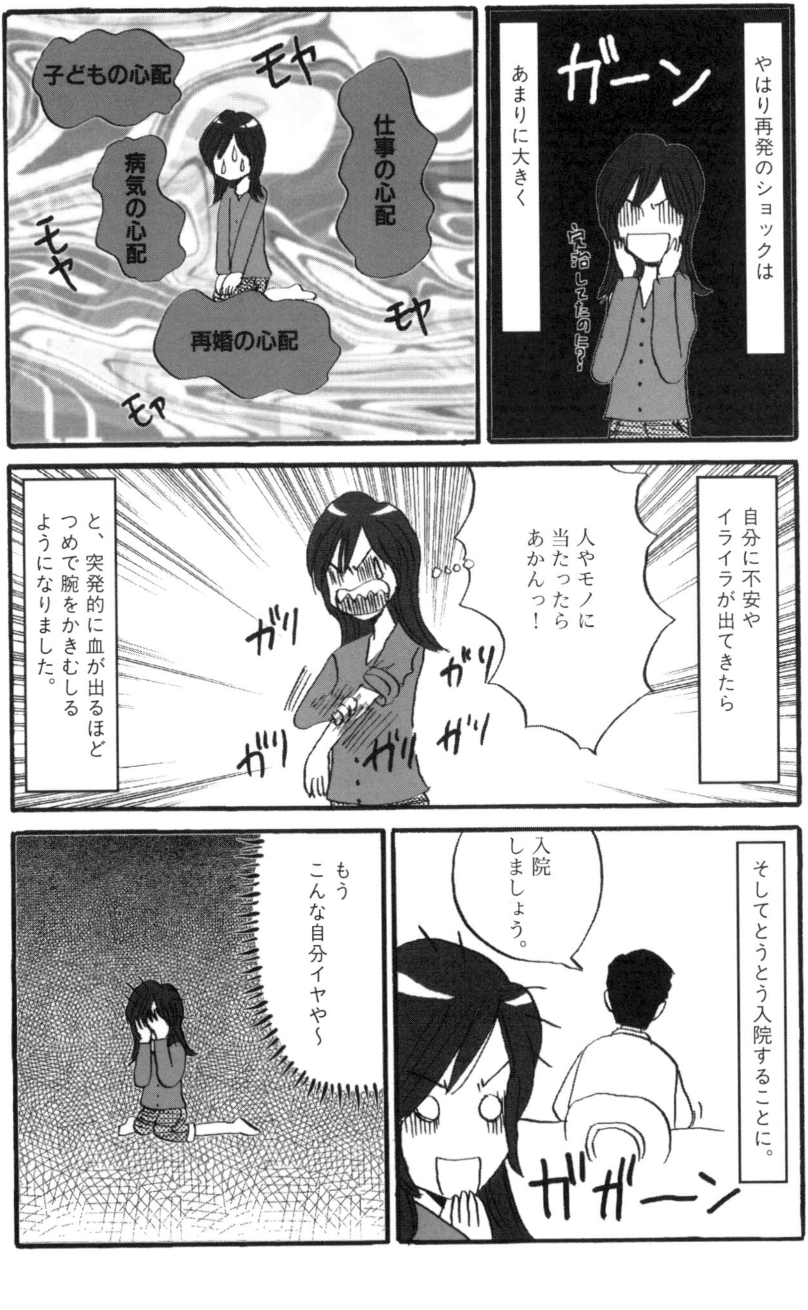
やはり再発のショックは
あまりに大きく
ガーン
完治してたのに?!
子どもの心配
モヤ
仕事の心配
病気の心配
モヤ
モヤ
再婚の心配
モャ
自分に不安やイライラが出てきたら
人やモノに当たったらあかんっ!
と、突発的に血が出るほどつめで腕をかきむしるようになりました。
ガリ
ガリ
ガリ
ガリ
ガリ
そしてとうとう入院することに。
入院しましょう。
ガガーン
もうこんな自分イヤや～

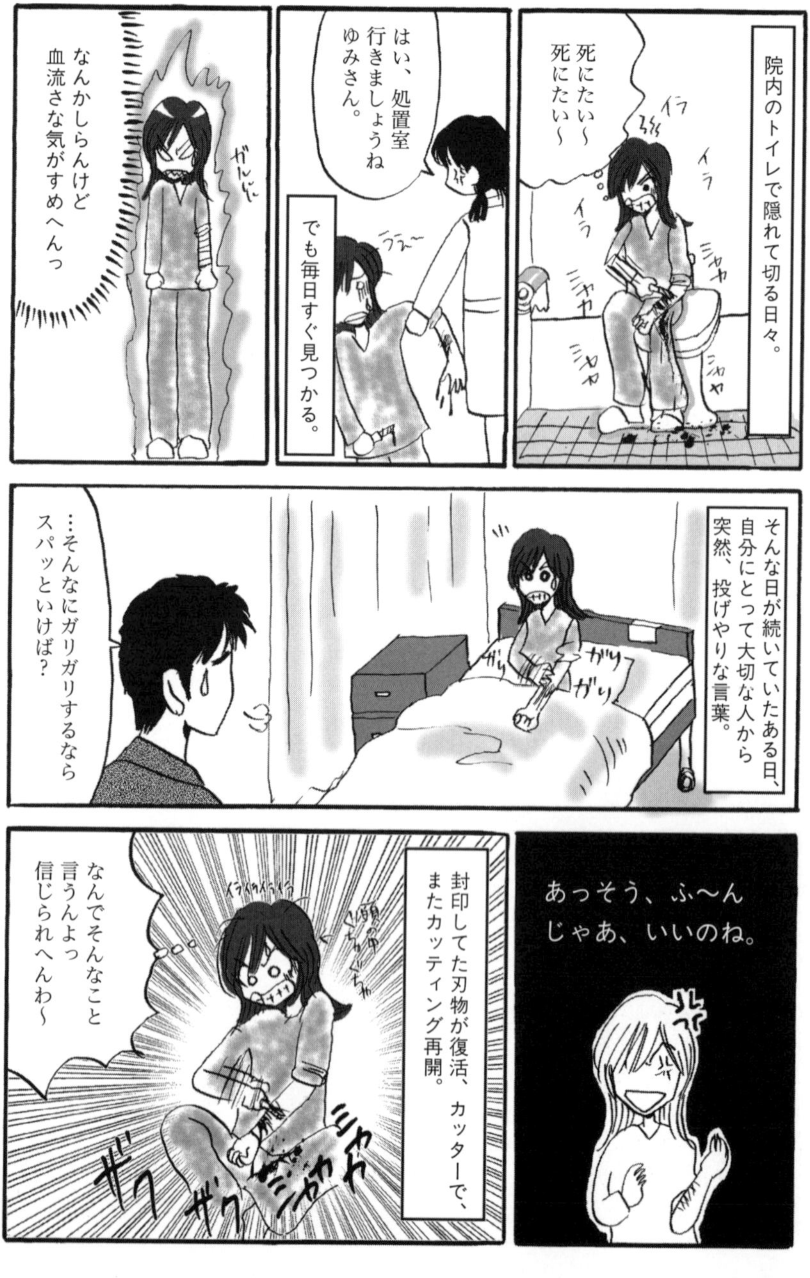
院内のトイレで隠れて切る日々。
死にたい〜
死にたい〜
でも毎日すぐ見つかる。
はい、処置室
行きましょうね
ゆみさん。
なんかしらんけど
血流さな気がすめへんっ
そんな日が続いていたある日、
自分にとって大切な人から
突然、投げやりな言葉。
…そんなにガリガリするなら
スパッといけば？
あっそう、ふ〜ん
じゃあ、いいのね。
封印してた刃物が復活、カッターで、
またカッティング再開。
なんでそんなこと
言うんよっ
信じられへんわ〜
ザク
ザク

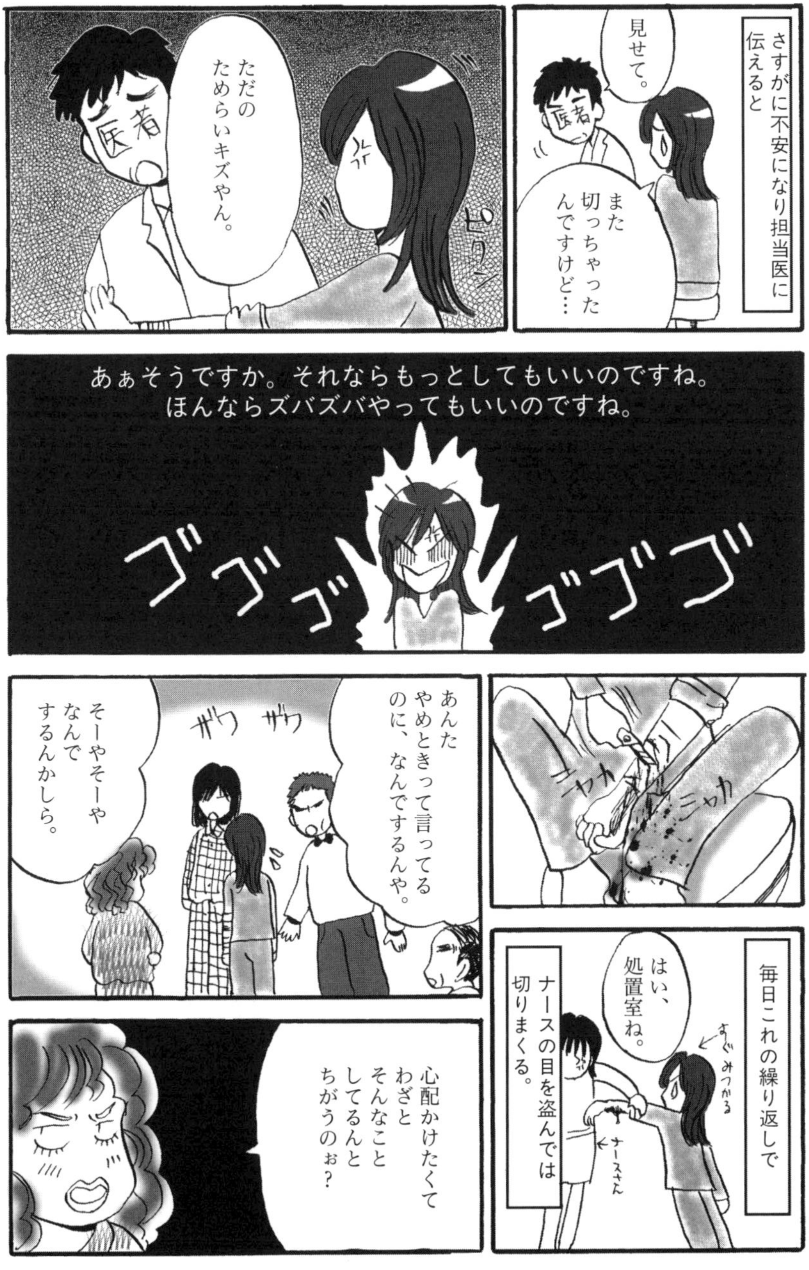
さすがに不安になり担当医に伝えると
また切っちゃったんですけど…
見せて。
医者
ただのためらいキズやん。
ピクン
医者
あぁそうですか。それならもっとしてもいいのですね。
ほんならズバズバやってもいいのですね。
ゴゴゴ
ゴゴゴ
あんたやめときって言ってるのに、なんでするんや。
ザワ ザワ
そーやそーやなんでするんかしら。
毎日これの繰り返しで
はい、処置室ね。
すぐみつかる
ナースさん
ナースの目を盗んでは切りまくる。
心配かけたくてわざとそんなことしてるんとちがうのぉ？

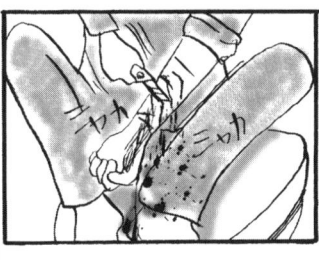

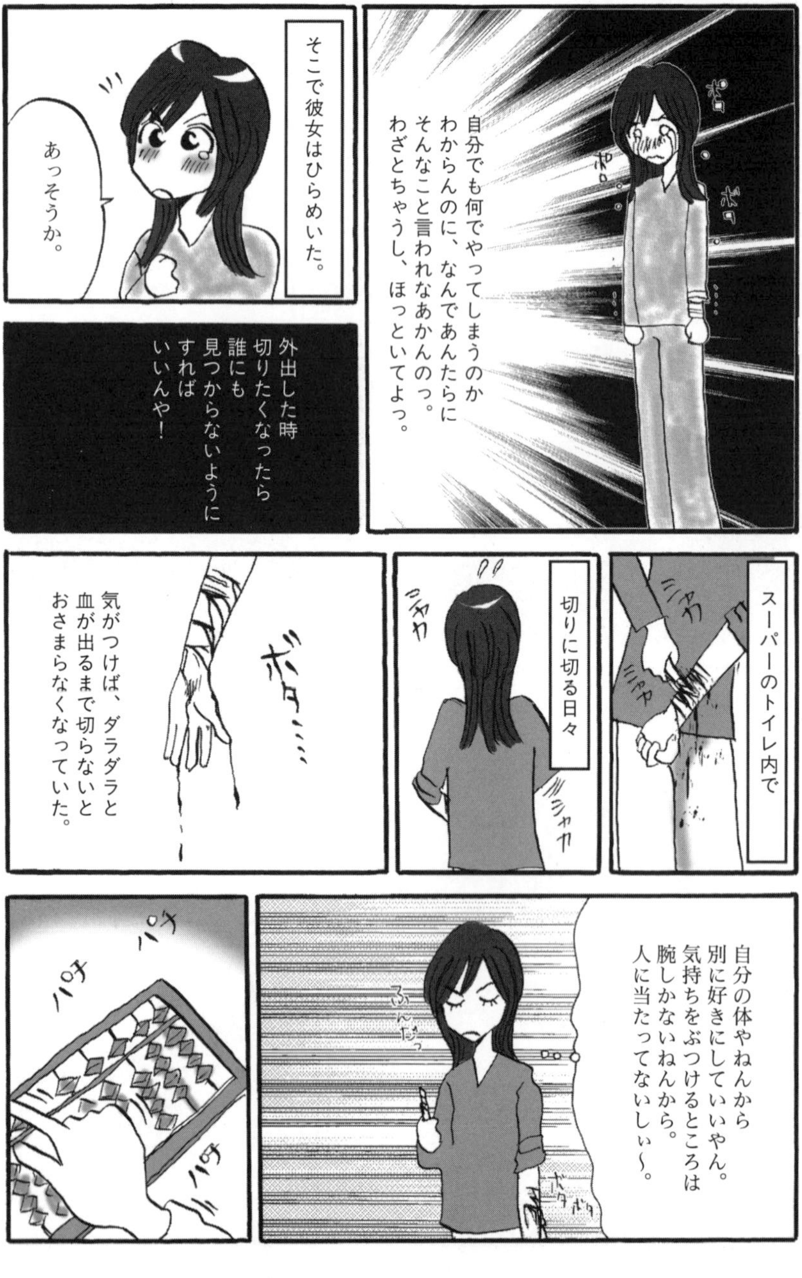
自分でも何でやってしまうのか
わからんのに、なんであんたらに
そんなこと言われなあかんのっ。
わざとちゃうし、ほっといてよっ。
そこで彼女はひらめいた。
あっそうか。
外出した時
切りたくなったら
誰にも
見つからないように
すれば
いいんや！
スーパーのトイレ内で
切りに切る日々
ボタ…
気がつけば、ダラダラと
血が出るまで切らないと
おさまらなくなっていた。
自分の体やねんから
別に好きにしていいやん。
気持ちをぶつけるところは
腕しかないねんから。
人に当たってないしぃ〜。
ふんだっ
パチ
パチ
パチ

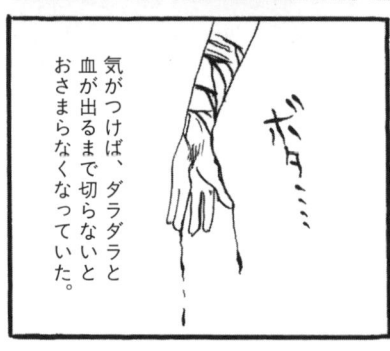

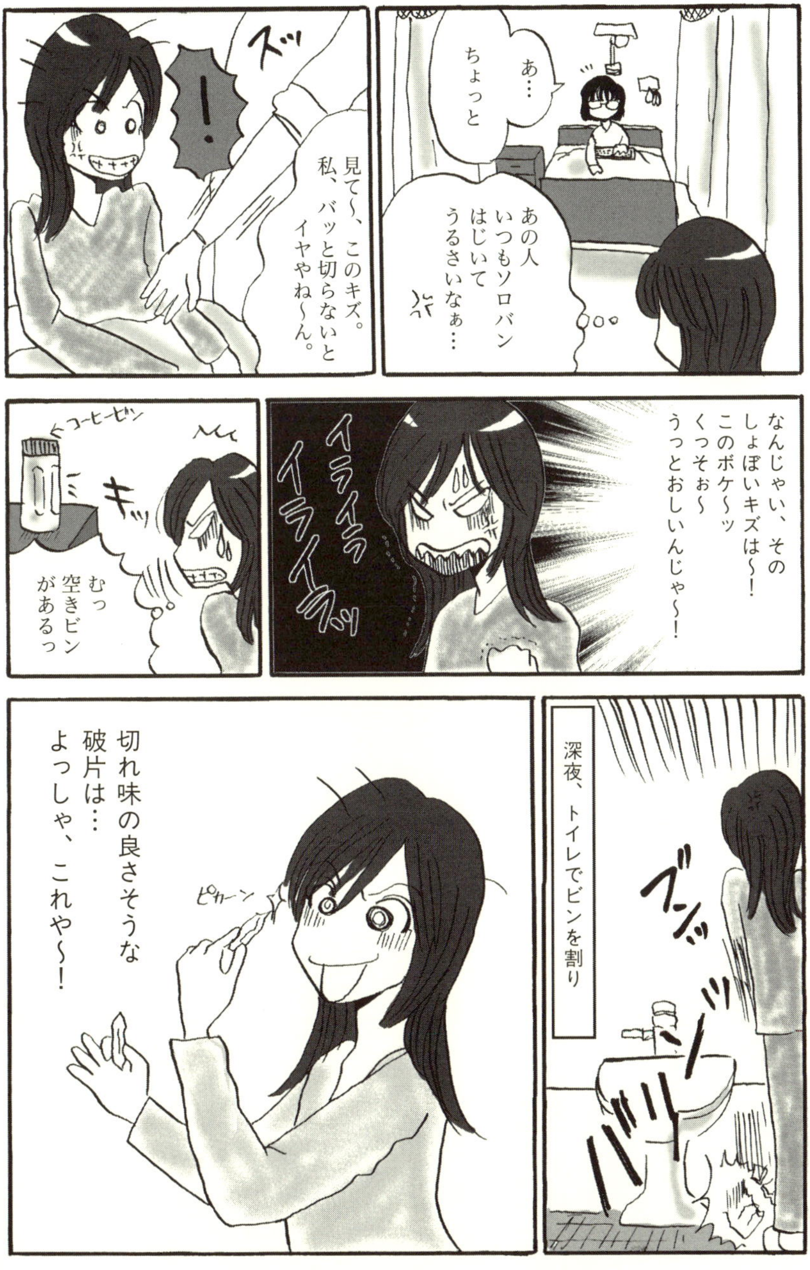
あ…
ちょっと
あの人
いつもソロバン
はじいて
うるさいなぁ…
ズッ
!
見て～、このキズ。
私、バッと切らないと
イヤやね～ん。
なんじゃい、その
しょぼいキズは～！
このボケ～ッ
くっそぉ～
うっとおしいんじゃ～！
イライライラ
イライラッ
コーヒービン
キッ
むっ
空きビン
があるっ
深夜、トイレでビンを割り
ブンッ
切れ味の良さそうな
破片は…
よっしゃ、これや～！
ピカーン

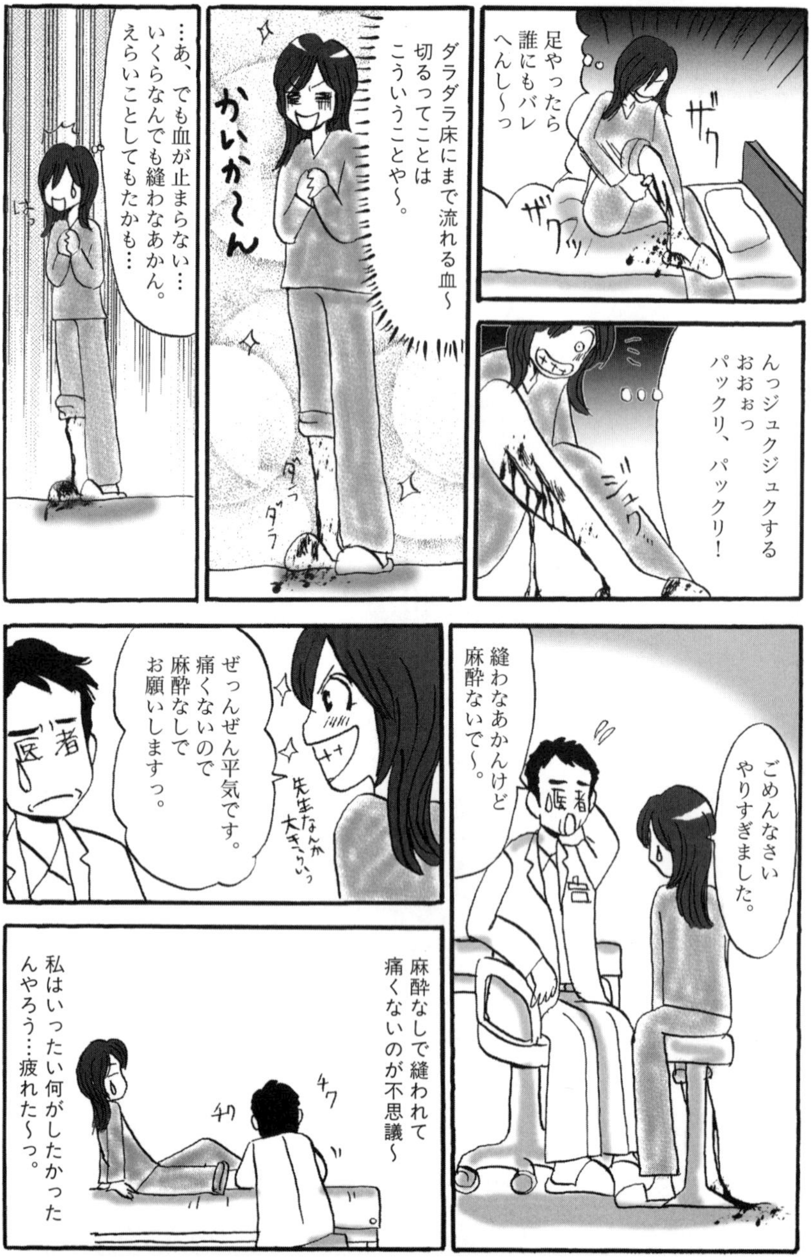
足やったら
誰にもバレ
へんし〜っ
ザク
ザクッ
んっジュクジュクする
おおぉっ
パックリ、パックリ！
…
ジュク
ダラダラ床にまで流れる血〜
切るってことは
こういうことや〜。
かいか〜ん
ダラッ
ダラ
…あ、でも血が止まらない…
いくらなんでも縫わなあかん。
えらいことしてもたかも…
はっ
縫わなあかんけど
麻酔ないで〜。
ごめんなさい
やりすぎました。
医者
ぜっんぜん平気です。
痛くないので
麻酔なしで
お願いしますっ。
先生なんか大きらいっ
医者
麻酔なしで縫われて
痛くないのが不思議〜
私はいったい何がしたかった
んやろう…疲れた〜っ。
チク
チク

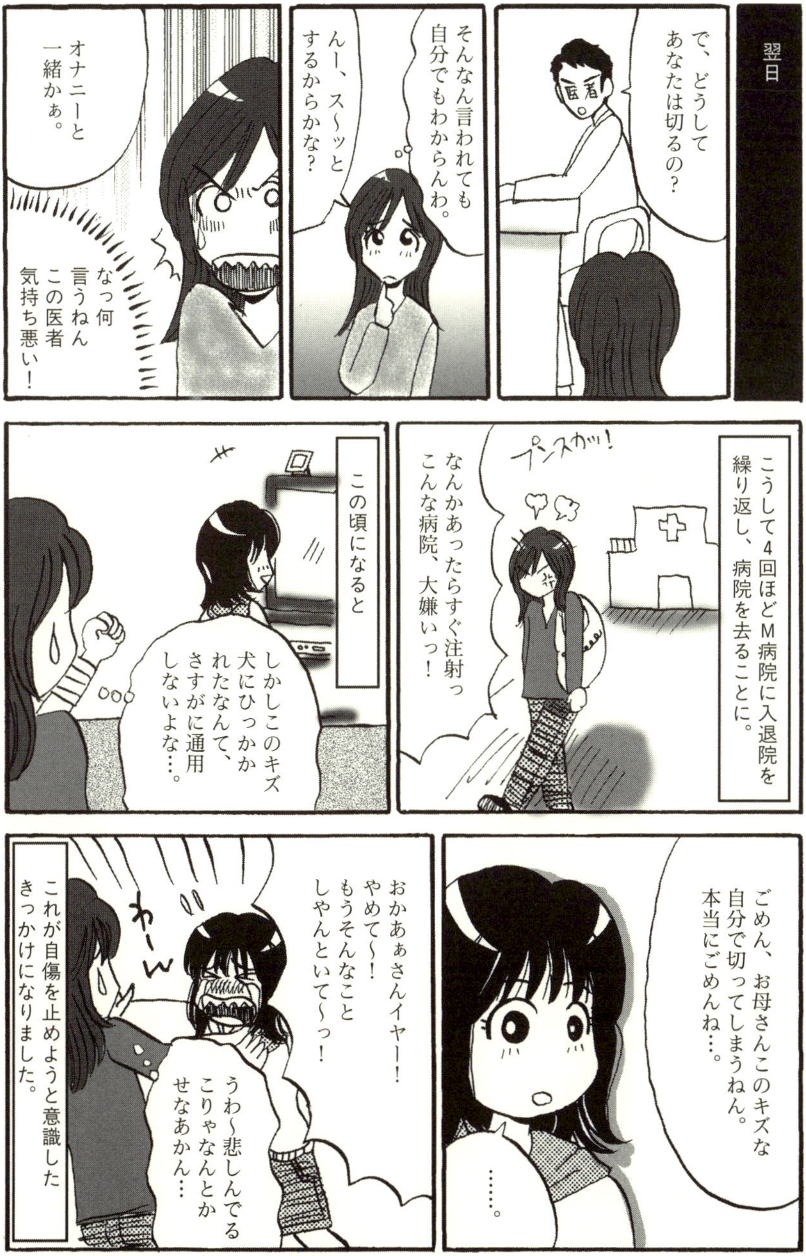
翌日
で、どうしてあなたは切るの？
医者
そんなん言われても自分でもわからんわ。
んー、ス～ッとするからかな？
オナニーと一緒かぁ。
なっ何言うねんこの医者気持ち悪い！
こうして4回ほどM病院に入退院を繰り返し、病院を去ることに。
プンスカッ！
なんかあったらすぐ注射っこんな病院、大嫌いっ！
この頃になると
しかしこのキズ犬にひっかかれたなんて、さすがに通用しないよな…。
ごめん、お母さんこのキズな自分で切ってしまうねん。本当にごめんね…。
……。
おかあぁさんイヤー！やめて～！もうそんなことしやんといて～っ！
わ～ん
うわ～悲しんでるこりゃなんとかせなあかん…
これが自傷を止めようと意識したきっかけになりました。

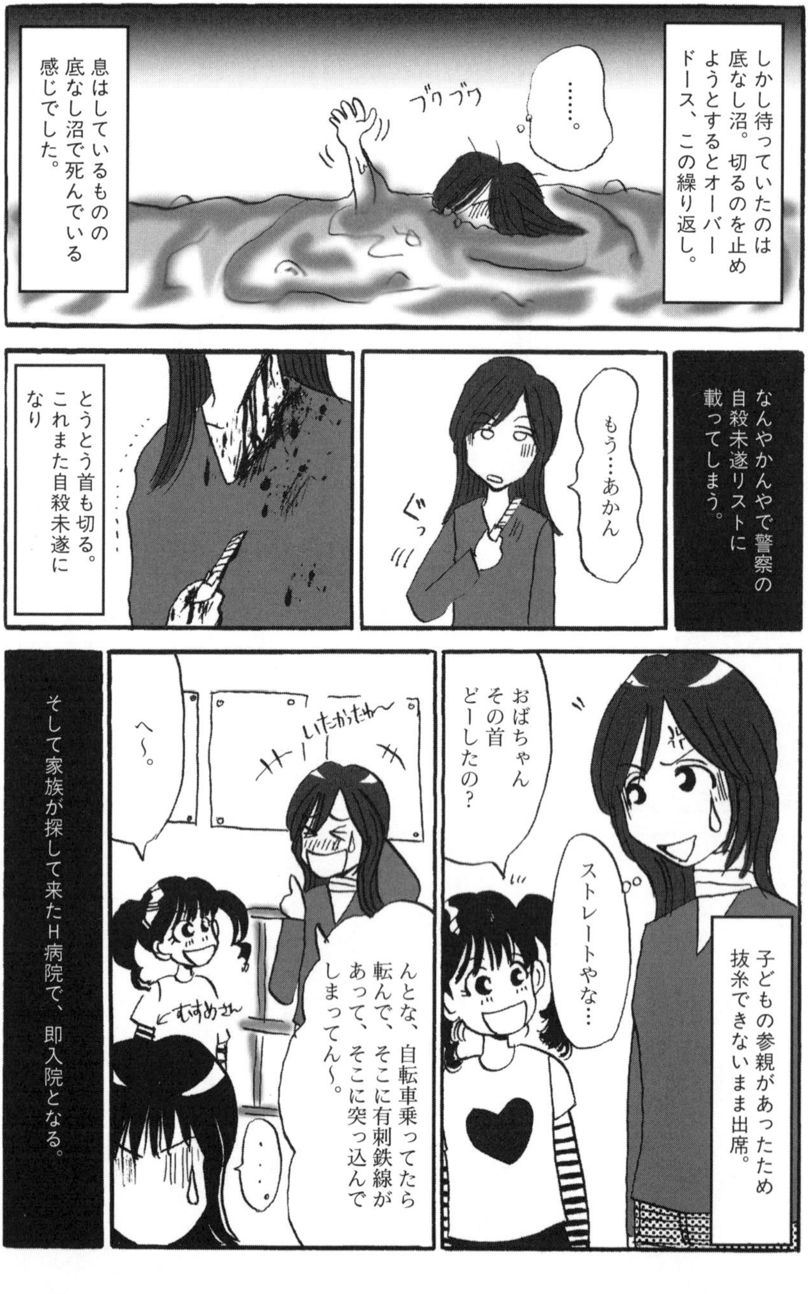
しかし待っていたのは底なし沼。切るのを止めようとするとオーバードース、この繰り返し。
……。
ブクブク
息はしているものの底なし沼で死んでいる感じでした。
なんやかんやで警察の自殺未遂リストに載ってしまう。
もう…あかん
ぐっ
とうとう首も切る。これまた自殺未遂になり
子どもの参親があったため抜糸できないまま出席。
おばちゃんその首どーしたの？
ストレートやな…
へ〜。
いたかったわ〜
んとな、自転車乗ってたら転んで、そこに有刺鉄線があって、そこに突っ込んでしまってん〜。
むすめさん
・・・
そして家族が探して来たH病院で、即入院となる。

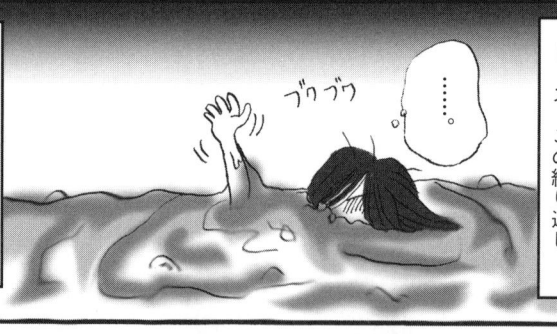

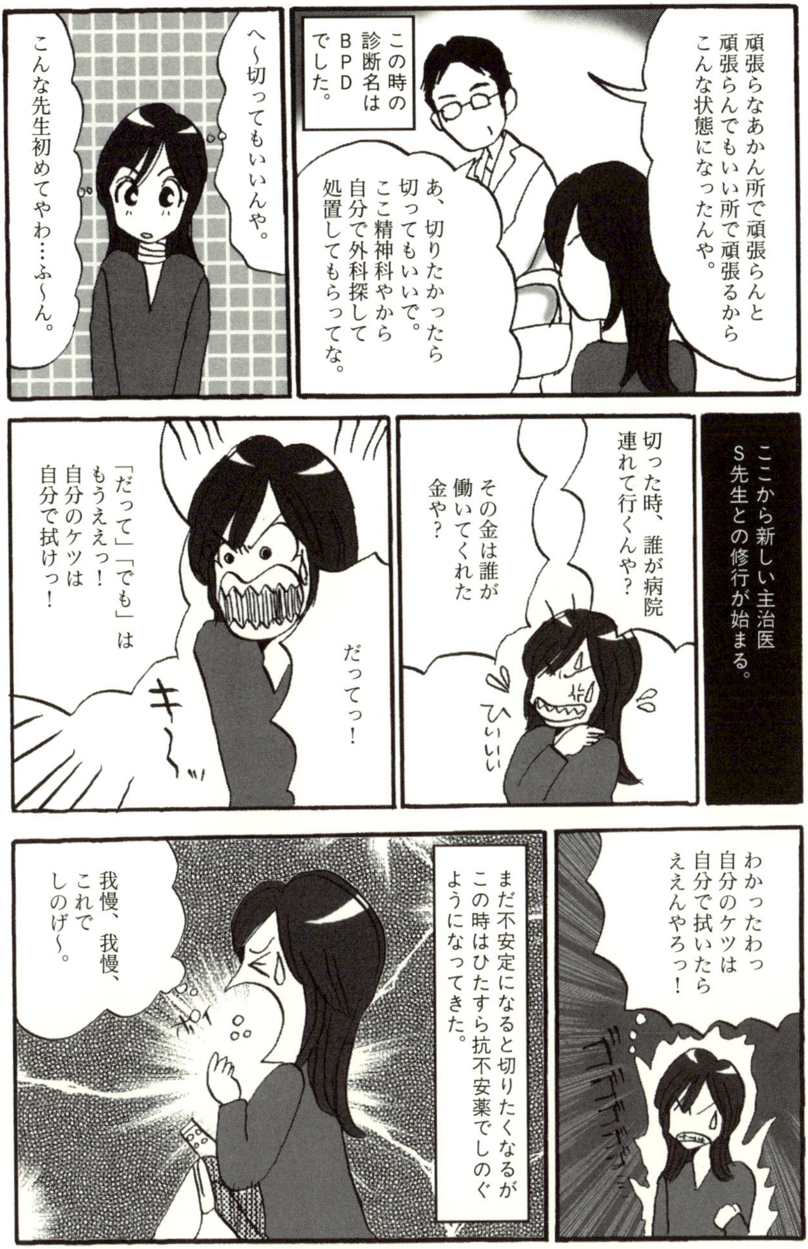
頑張らなあかん所で頑張らんと
頑張らんでもいい所で頑張るから
こんな状態になったんや。
この時の診断名はBPDでした。
あ、切りたかったら切ってもいいで。ここ精神科やから自分で外科探して処置してもらってな。
へ〜切ってもいいんや。
こんな先生初めてやわ…ふ〜ん。
ここから新しい主治医S先生との修行が始まる。
切った時、誰が病院連れて行くんや？
その金は誰が働いてくれた金や？
ひぃぃぃ
だってっ！
「だって」「でも」はもうええっ！自分のケツは自分で拭けっ！
キ〜ッ
わかったわっ自分のケツは自分で拭いたらええんやろっ！
まだ不安定になると切りたくなるがこの時はひたすら抗不安薬でしのぐようになってきた。
我慢、我慢、これでしのげ〜。

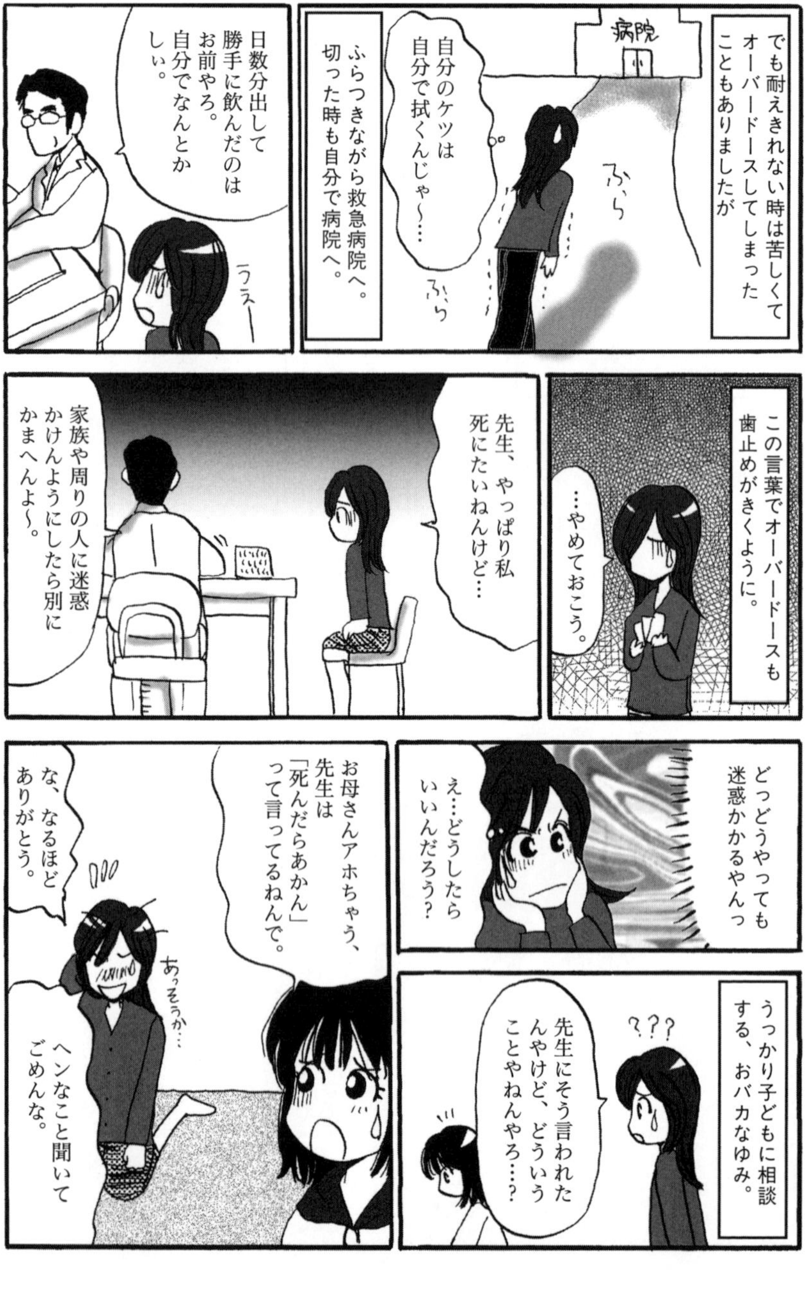
でも耐えきれない時は苦しくて
オーバードースしてしまった
こともありましたが
病院
ふら
自分のケツは
自分で拭くんじゃ〜…
ふら
ふらつきながら救急病院へ。
切った時も自分で病院へ。
日数分出して
勝手に飲んだのは
お前やろ。
自分でなんとか
しぃ。
ウス―
この言葉でオーバードースも
歯止めがきくように。
…やめておこう。
先生、やっぱり私
死にたいねんけど…
家族や周りの人に迷惑
かけんようにしたら別に
かまへんよ〜。
どっどうやっても
迷惑かかるやんっ
え…どうしたら
いいんだろう？
うっかり子どもに相談
する、おバカなゆみ。
？？？
先生にそう言われた
んやけど、どういう
ことやねんやろ…？
お母さんアホちゃう、
先生は
「死んだらあかん」
って言ってるねんで。
な、なるほど
ありがとう。
あっそうか…
ヘンなこと聞いて
ごめんな。

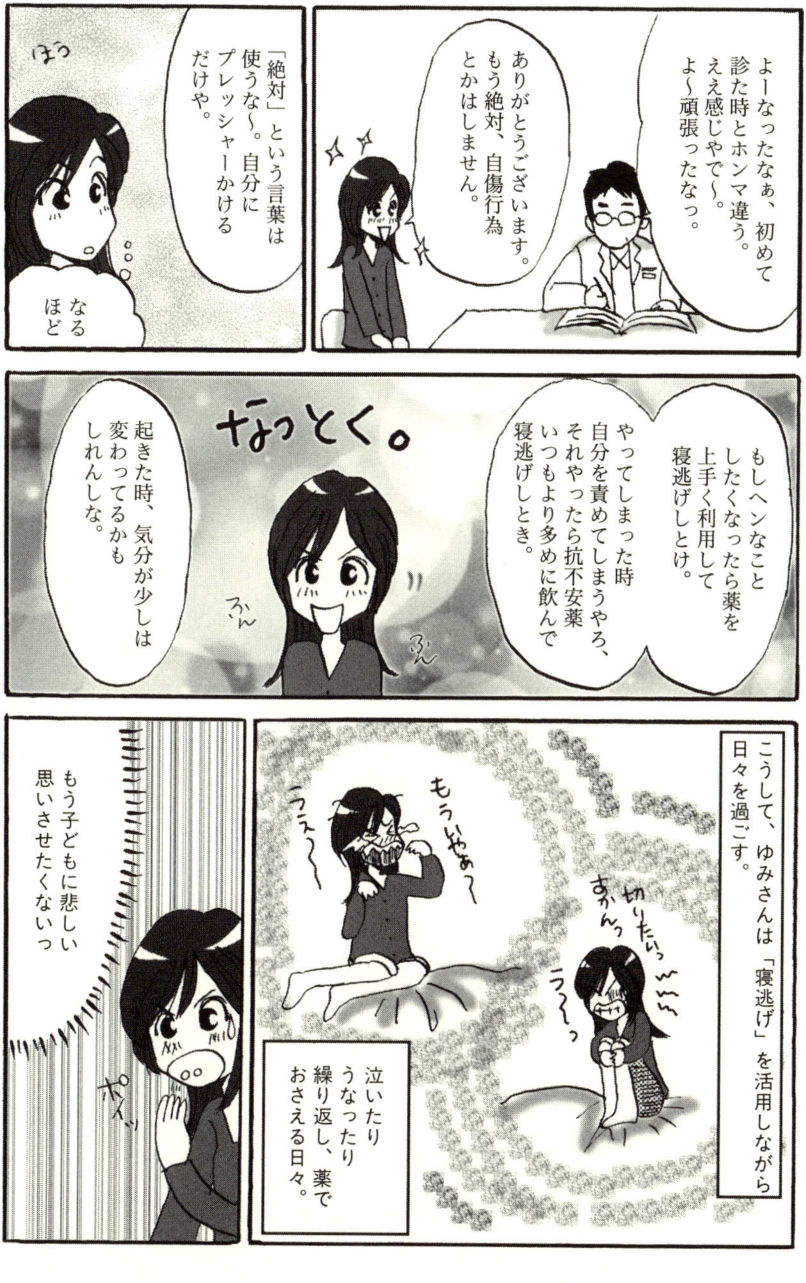
よーなったなぁ、初めて診た時とホンマ違う。ええ感じやで〜。よ〜頑張ったなっ。
ありがとうございます。もう絶対、自傷行為とかはしません。
ほっ
「絶対」という言葉は使うな〜。自分にプレッシャーかけるだけや。
なるほど
もしヘンなことしたくなったら薬を上手く利用して寝逃げしとけ。
やってしまった時自分を責めてしまうやろ、それやったら抗不安薬いつもより多めに飲んで寝逃げしとき。
なっとく。
起きた時、気分が少しは変わってるかもしれんしな。
ふん
ふん
こうして、ゆみさんは「寝逃げ」を活用しながら日々を過ごす。
もういやぁ〜
うえ〜〜
切りたいっ
う〜〜っ
泣いたりうなったり繰り返し、薬でおさえる日々。
もう子どもに悲しい思いさせたくないいっ

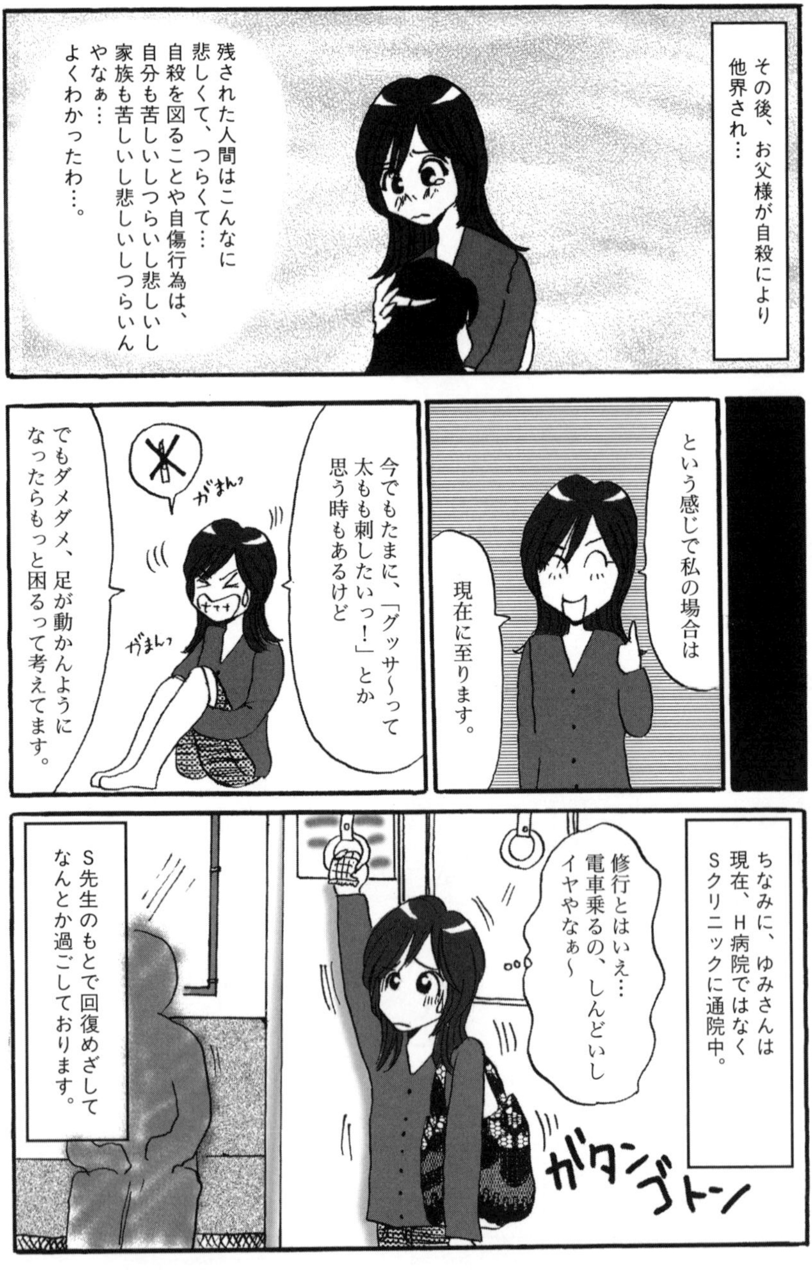
その後、お父様が自殺により他界され…
残された人間はこんなに悲しくて、つらくて…自殺を図ることや自傷行為は、自分も苦しいしつらいし悲しいしいし家族も苦しいし悲しいしつらいんやなぁ…よくわかったわ…。
という感じで私の場合は
現在に至ります。
今でもたまに、「グッサ〜って太もも刺したいっ！」とか思う時もあるけど
がまんっ
がまんっ
でもダメダメ、足が動かんようになったらもっと困るって考えてます。
ちなみに、ゆみさんは現在、H病院ではなくSクリニックに通院中。
修行とはいえ…電車乗るの、しんどいしイヤやなぁ〜
ガタンゴトン
S先生のもとで回復めざしてなんとか過ごしております。

★ゆみさんによる体験記★

今こんな感じで過ごしています

昔は自傷行為をなぜしてしまうのか（出てしまうのか）さえわかりませんでした。今思うと、自分にとって大切な人のなげやりな態度や言葉、顔つきなどで、言葉に出して「話し合い」ができず、衝動的行動として出てしまっていたんだと思います。

私はだいぶ前から「よかった探し」という日記を書いています。イヤな日もあるけれど、ほんの少しの良かった探しをして、いいな〜と思ったことなどをいろいろ書いています。めちゃくちゃな内容の時もあるけれど、日記に書くことで「よかった」が結構あるもんだ、と思えるようになりました。

自傷を食い止める方法として

●抗不安薬を飲んでみる

その時の感情によって飲む個数は違う。

薬が効くまで手と手を握り、泣いてもいいからひたすら薬が効くのを待つ。
足ジタバタしている時もあります（笑）。

●落ち着いた時に、切ったり、刺したりした後のことを思い浮かべる。

動かないようになる、お金ない。
こんなことでやってしまったらもったいない。
周りに迷惑、心配かける。
またするのでは？という目で周囲から見られたくない。

●抗不安薬で寝逃げする

オーバードースしない範囲でね。

こんな感じです。今現在、衝動的行為はチラッと出る時もありますが治りつつあり、先に頭をよぎるのは「今まで耐えてきたのにやってしまったらもったいない」という気持ちです。日々いろいろありますが、自分自身の気持ちに少しのゆとりの気持ちを持つことを心かけながらなんとか過ごしています。

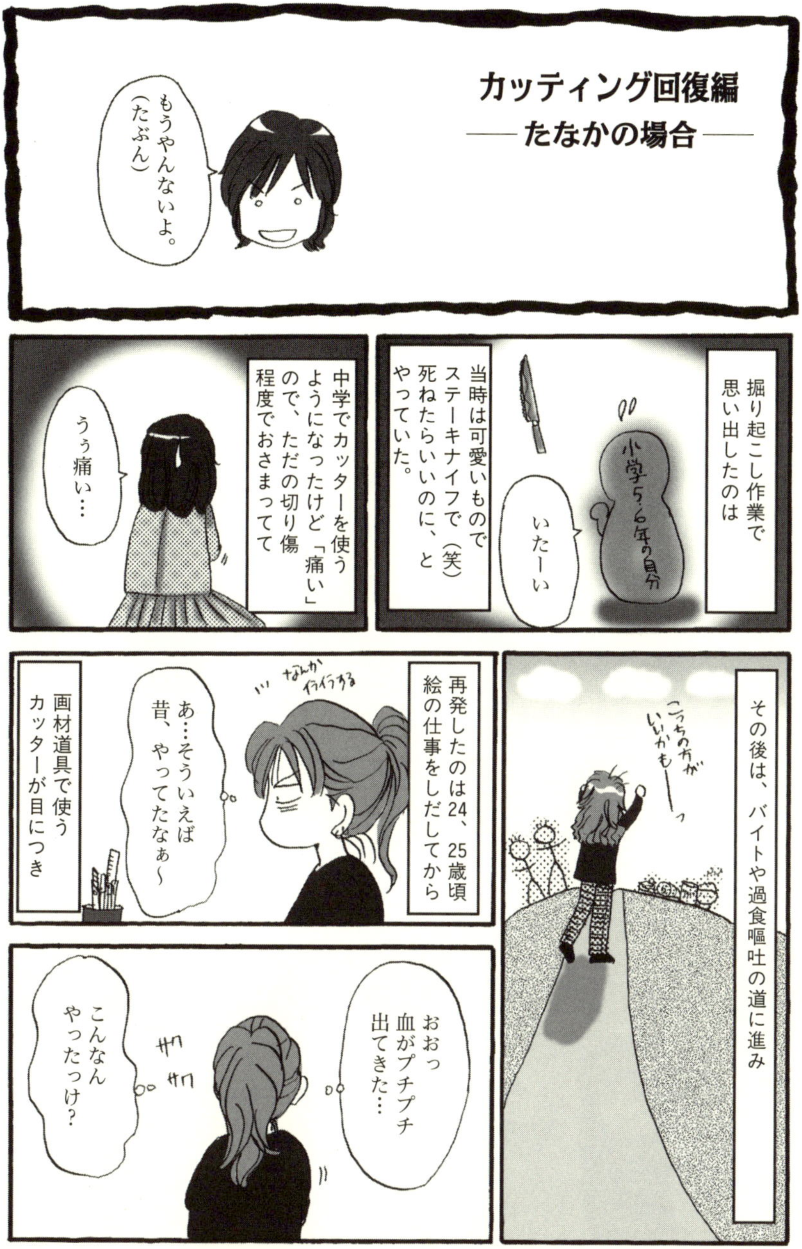
カッティング回復編
—たなかの場合—
もうやんないよ。（たぶん）
掘り起こし作業で思い出したのは
小学5.6年の自分
いたーい
当時は可愛いものでステーキナイフで（笑）死ねたらいいのに、とやっていた。
中学でカッターを使うようになったけど「痛い」ので、ただの切り傷程度でおさまってて
うぅ痛い…
その後は、バイトや過食嘔吐の道に進み
こっちの方がいいかもーっ
再発したのは24、25歳頃絵の仕事をしだしてから
なんかイライラする
あ…そういえば昔、やってたなぁ～
画材道具で使うカッターが目につき
おおっ血がプチプチ出てきた…
サク サク
こんなんやったっけ？

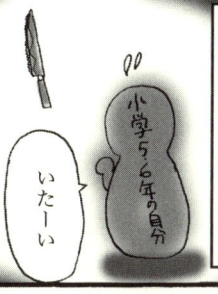

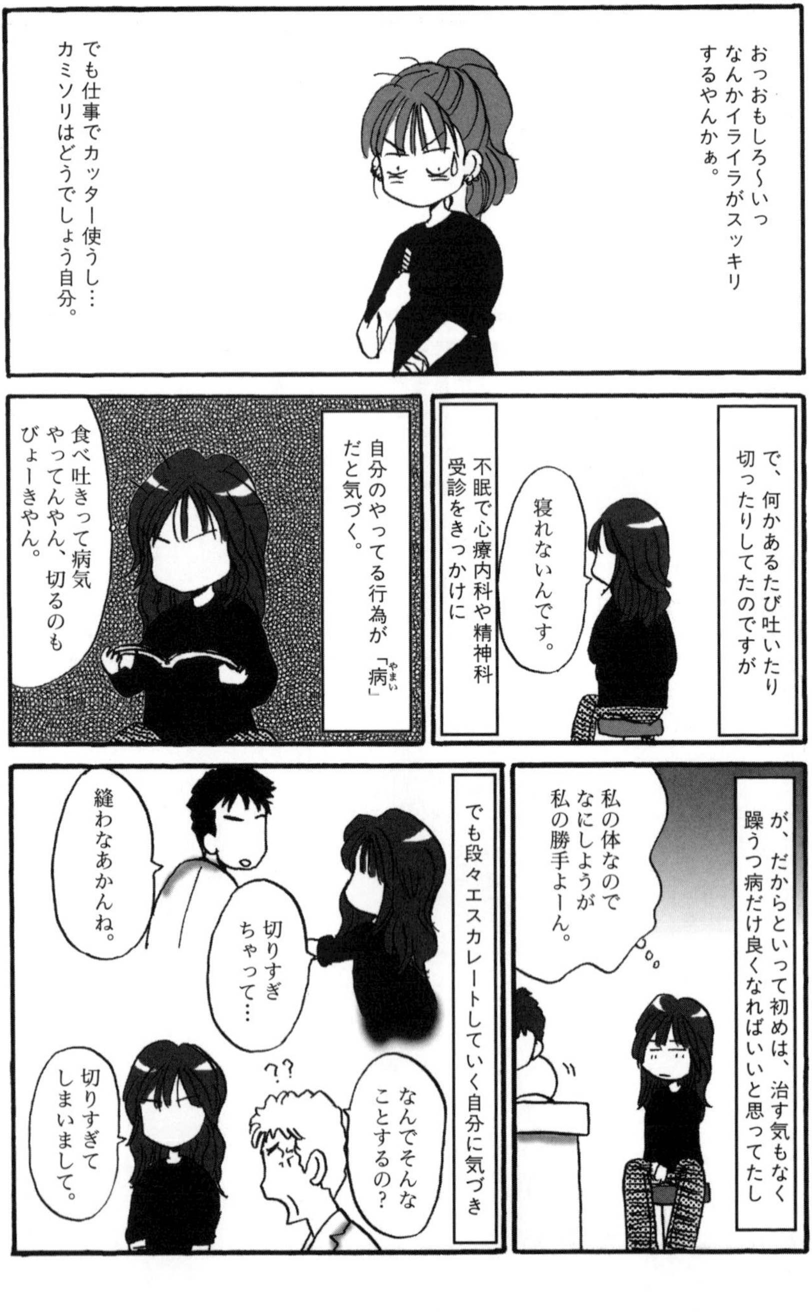
おっおもしろ～いっ なんかイライラがスッキリ するやんかぁ。
でも仕事でカッター使うし… カミソリはどうでしょう自分。
で、何かあるたび吐いたり 切ったりしてたのですが
寝れないんです。
不眠で心療内科や精神科 受診をきっかけに
自分のやってる行為が「病《やまい》」 だと気づく。
食べ吐きって病気 やってんやん、切るのも びょーきやん。
が、だからといって初めは、治す気もなく 躁うつ病だけ良くなればいいと思ってたし
私の体なので なにしようが 私の勝手よーん。
でも段々エスカレートしていく自分に気づき
切りすぎ ちゃって…
縫わなあかんね。
なんでそんな ことするの？
??
切りすぎて しまいまして。

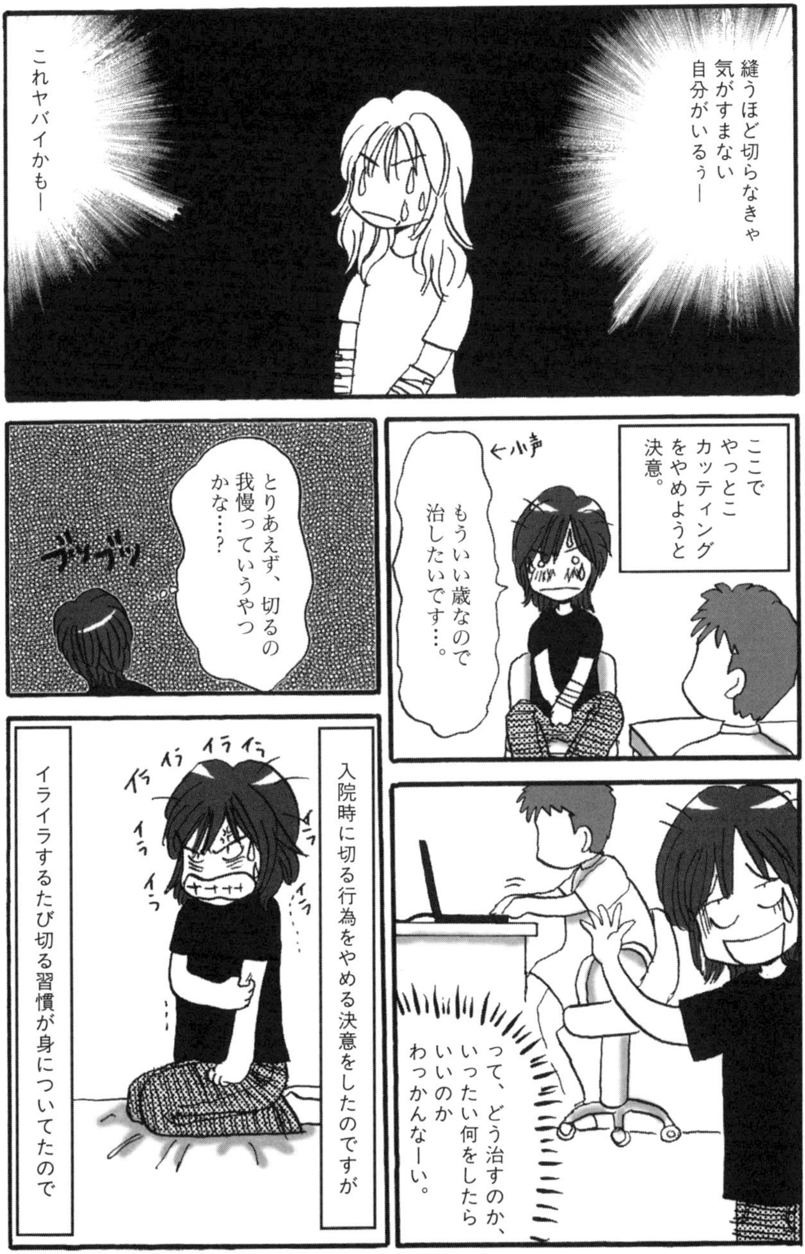
縫うほど切らなきゃ気がすまない自分がいるぅ―
これヤバイかも―
ここでやっとこカッティングをやめようと決意。
もういい歳なので治したいです…。
←小声
とりあえず、切るの我慢っていうやつかな…？
ブツブツ
って、どう治すのか、いったい何をしたらいいのかわっかんなーい。
入院時に切る行為をやめる決意をしたのですが
イラ イラ イラ イラ
イライラするたび切る習慣が身についてたので

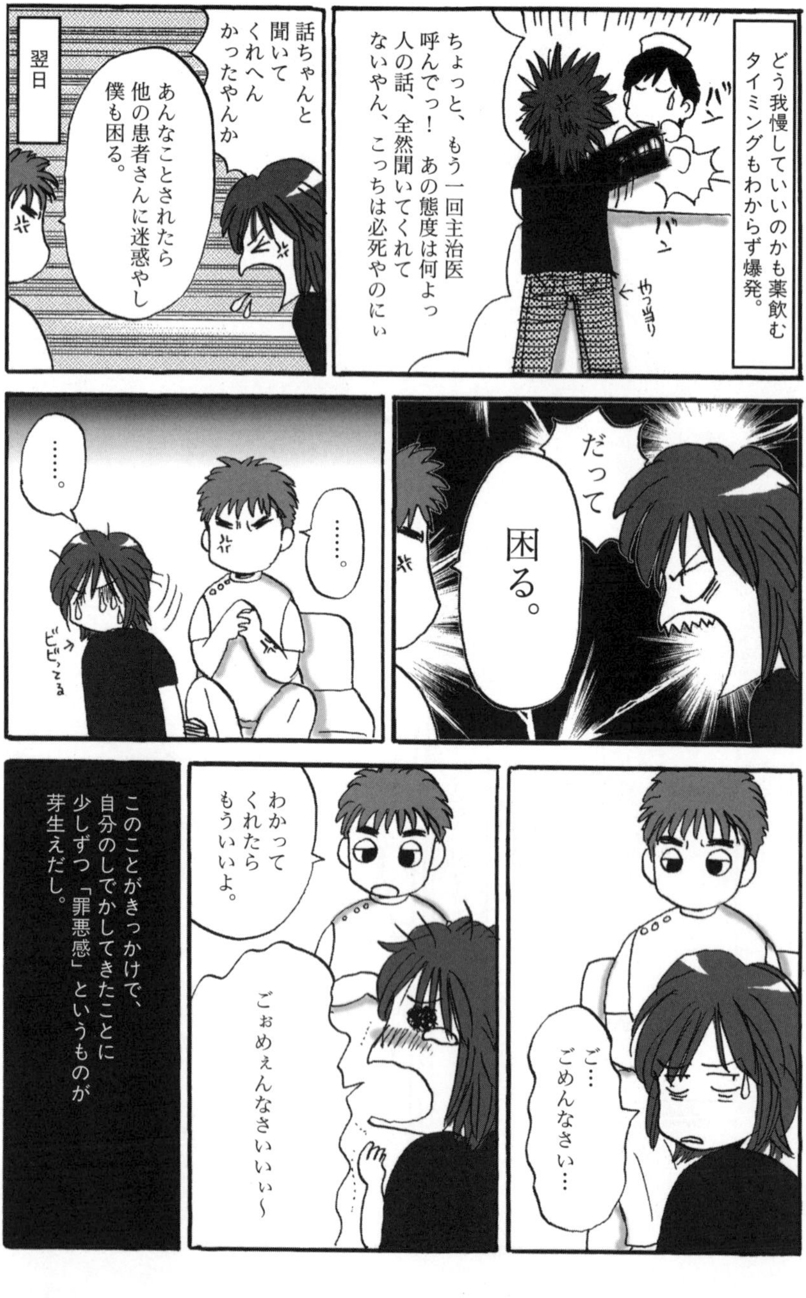
どう我慢していいのかも薬飲むタイミングもわからず爆発。
バンッ
バンッ
やつ当り
ちょっと、もう一回主治医呼んでっ！ あの態度は何よっ 人の話、全然聞いてくれてないやん、こっちは必死やのにぃ
翌日
話ちゃんと聞いてくれへんかったやんか
あんなことされたら他の患者さんに迷惑やし僕も困る。
だって
困る。
……。
……。
ビビってる
ご…ごめんなさい…
わかってくれたらもういいよ。
ごぉめぇんなさいいいぃ～
このことがきっかけで、自分のしでかしてきたことに少しずつ「罪悪感」というものが芽生えだし。

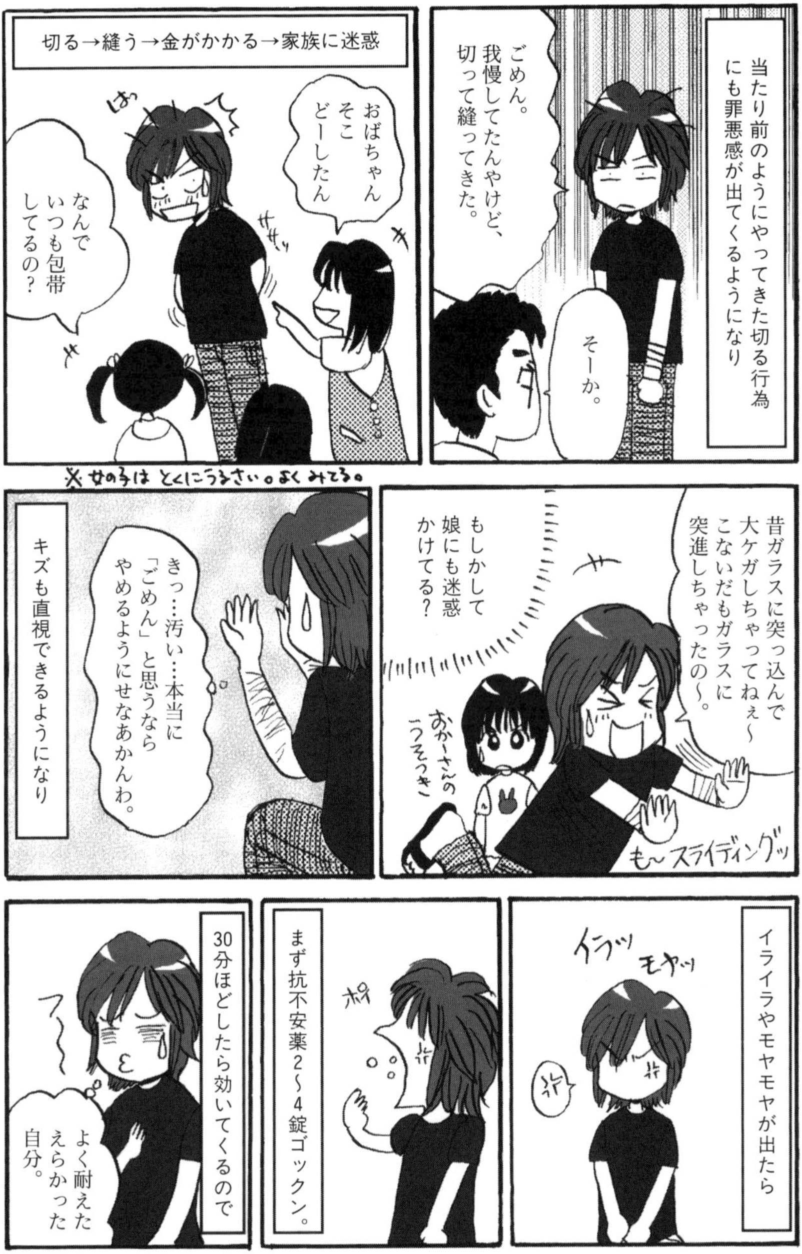
当たり前のようにやってきた切る行為にも罪悪感が出てくるようになり
ごめん。我慢してたんやけど、切って縫ってきた。
そーか。
切る→縫う→金がかかる→家族に迷惑
はっ
おばちゃんそこどーしたん
ササッ
なんでいつも包帯してるの？
※女の子はとくにうるさい。よくみてる。
昔ガラスに突っ込んで大ケガしちゃってねぇ～こないだもガラスに突進しちゃったの～。
もしかして娘にも迷惑かけてる？
おかーさんのうそつき
も～スライディングッ
キズも直視できるようになり
きっ…汚い…本当に「ごめん」と思うならやめるようにせなあかんわ。
イライラやモヤモヤが出たら
イラッ
モヤッ
まず抗不安薬2～4錠ゴックン。
ポイ
30分ほどしたら効いてくるので
よく耐えたえらかった自分。

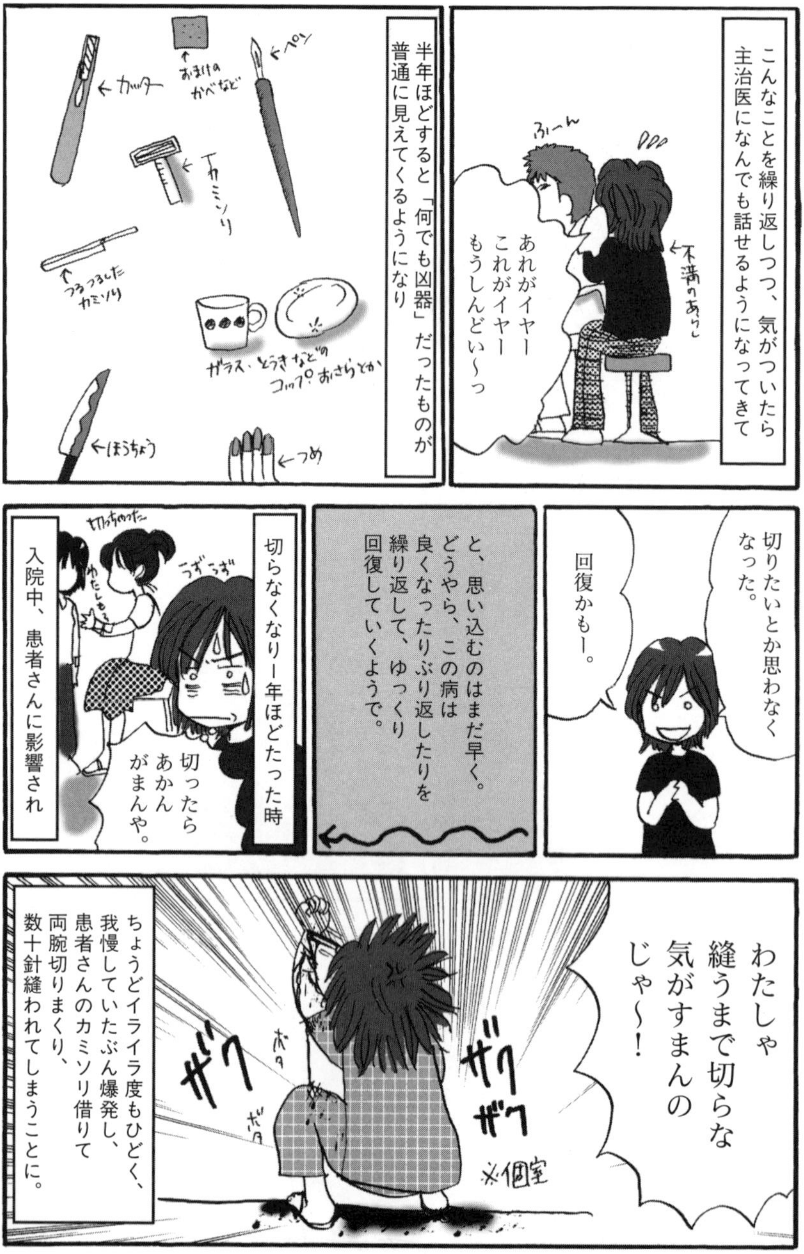
こんなことを繰り返しつつ、気がついたら主治医になんでも話せるようになってきて
ふーん
あれがイヤー
これがイヤー
もうしんどい〜っ
不満のあらし
半年ほどすると「何でも凶器」だったものが普通に見えてくるようになり
ペン
おまけのかべなど
カッター
カミソリ
つるつるしたカミソリ
ガラス、とうきなどのコップ？おさらとか
ほうちょう
つめ
切りたいとか思わなくなった。
回復かもー。
と、思い込むのはまだ早く。どうやら、この病は良くなったりぶり返したりを繰り返して、ゆっくり回復していくようで。
切らなくなり1年ほどたった時
うずうず
切っちゃった
切ったらあかんがまんや。
入院中、患者さんに影響され
わたしゃ縫うまで切らな気がすまんのじゃ〜！
ザク
ザク
ザク
ボタ
ボタ
※個室
ちょうどイライラ度もひどく、我慢していたぶん爆発し、患者さんのカミソリ借りて両腕切りまくり、数十針縫われてしまうことに。

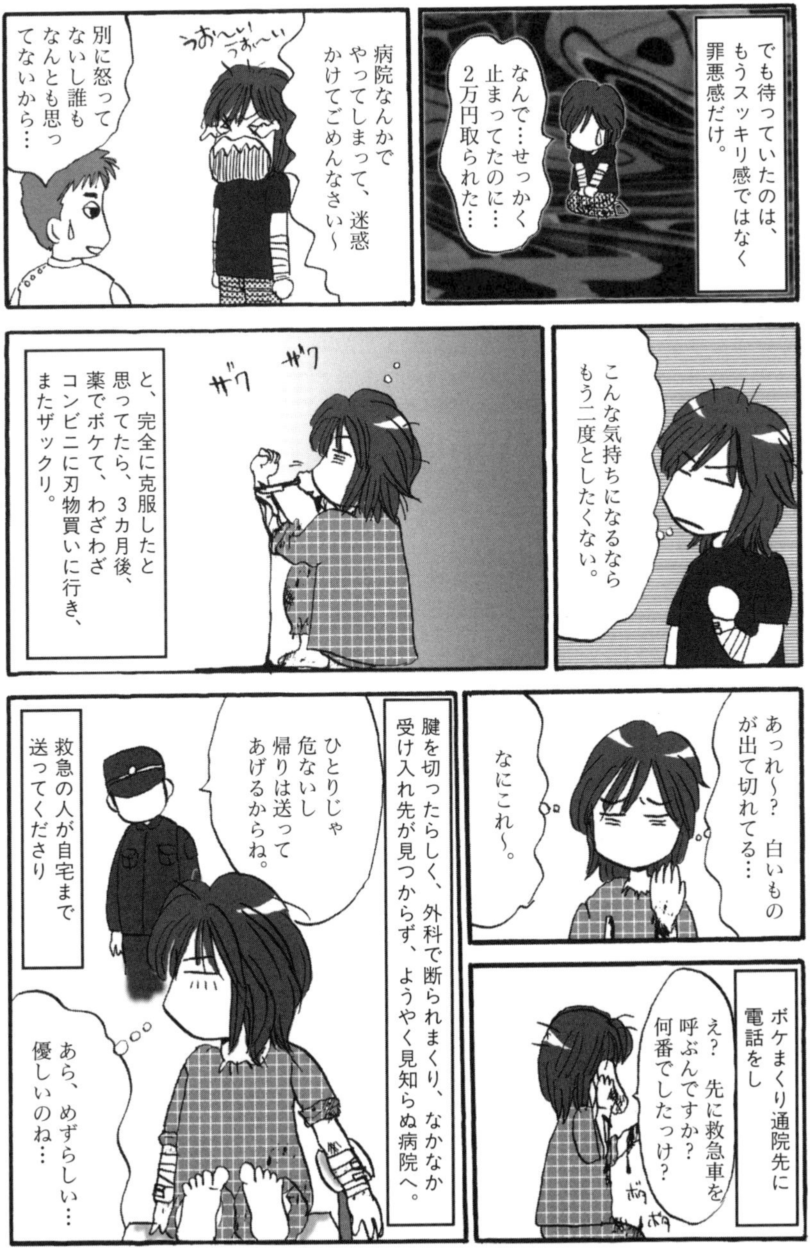
でも待っていたのは、もうスッキリ感ではなく罪悪感だけ。
なんで…せっかく止まってたのに…2万円取られた…
病院なんかでやってしまって、迷惑かけてごめんなさい〜
別に怒ってないし誰もなんとも思ってないから…
こんな気持ちになるならもう二度としたくない。
ザク
ザク
と、完全に克服したと思ってたら、3カ月後、薬でボケて、わざわざコンビニに刃物買いに行き、またザックリ。
あっれ〜? 白いものが出て切れてる…
なにこれ〜。
ボケまくり通院先に電話をし
え? 先に救急車を呼ぶんですか? 何番でしたっけ?
ボタ
ボタ
腱を切ったらしく、外科で断られまくり、なかなか受け入れ先が見つからず、ようやく見知らぬ病院へ。
ひとりじゃ危ないし帰りは送ってあげるからね。
救急の人が自宅まで送ってくださり
あら、めずらしい優しいのね…

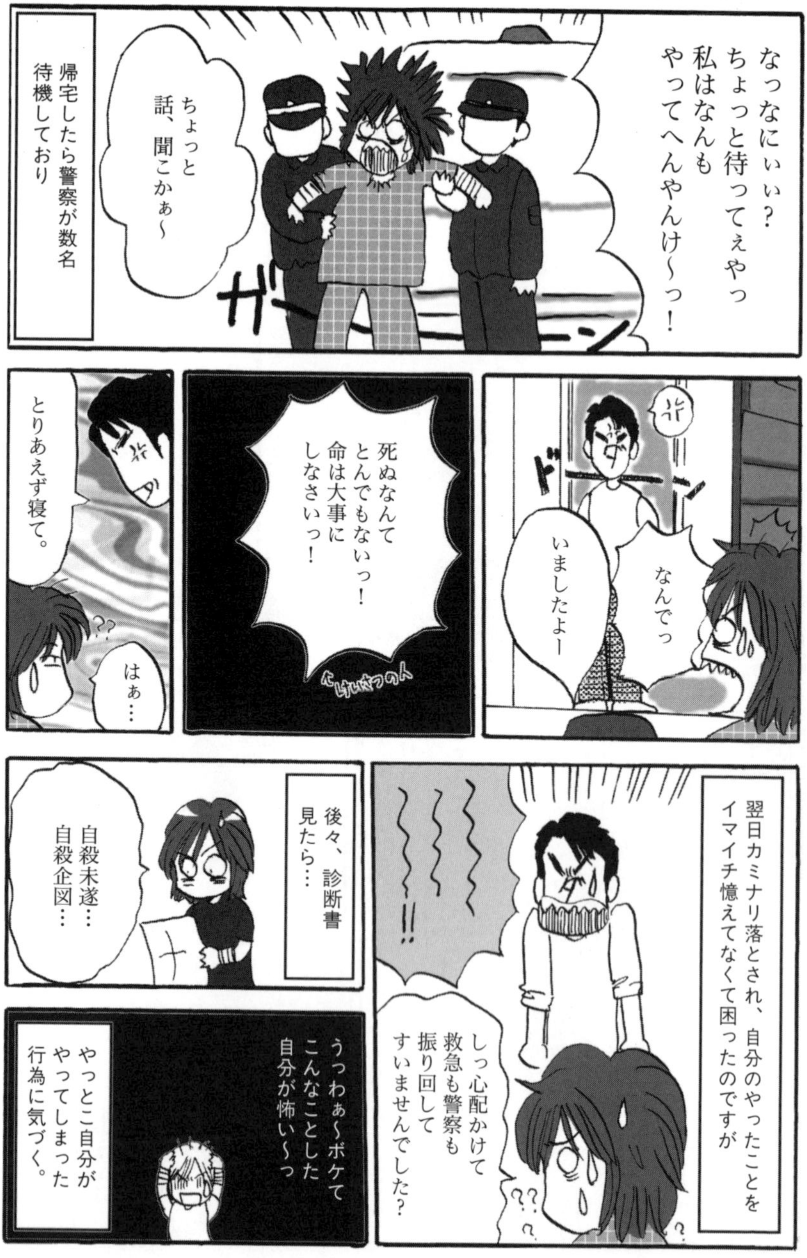
なっなにぃぃ？
ちょっと待ってぇやっ
私はなんも
やってへんやんけ～っ！
ちょっと
話、聞こかぁ～
帰宅したら警察が数名
待機しており
なんでっ
いましたよー
死ぬなんて
とんでもないっ！
命は大事に
しなさいっ！
とりあえず寝て。
はぁ…
翌日カミナリ落とされ、自分のやったことを
イマイチ憶えてなくて困ったのですが
しっ心配かけて
救急も警察も
振り回して
すいませんでした？
後々、診断書
見たら…
自殺未遂…
自殺企図…
うっわぁ～ボケて
こんなことした
自分が怖い～っ
やっとこ自分が
やってしまった
行為に気づく。

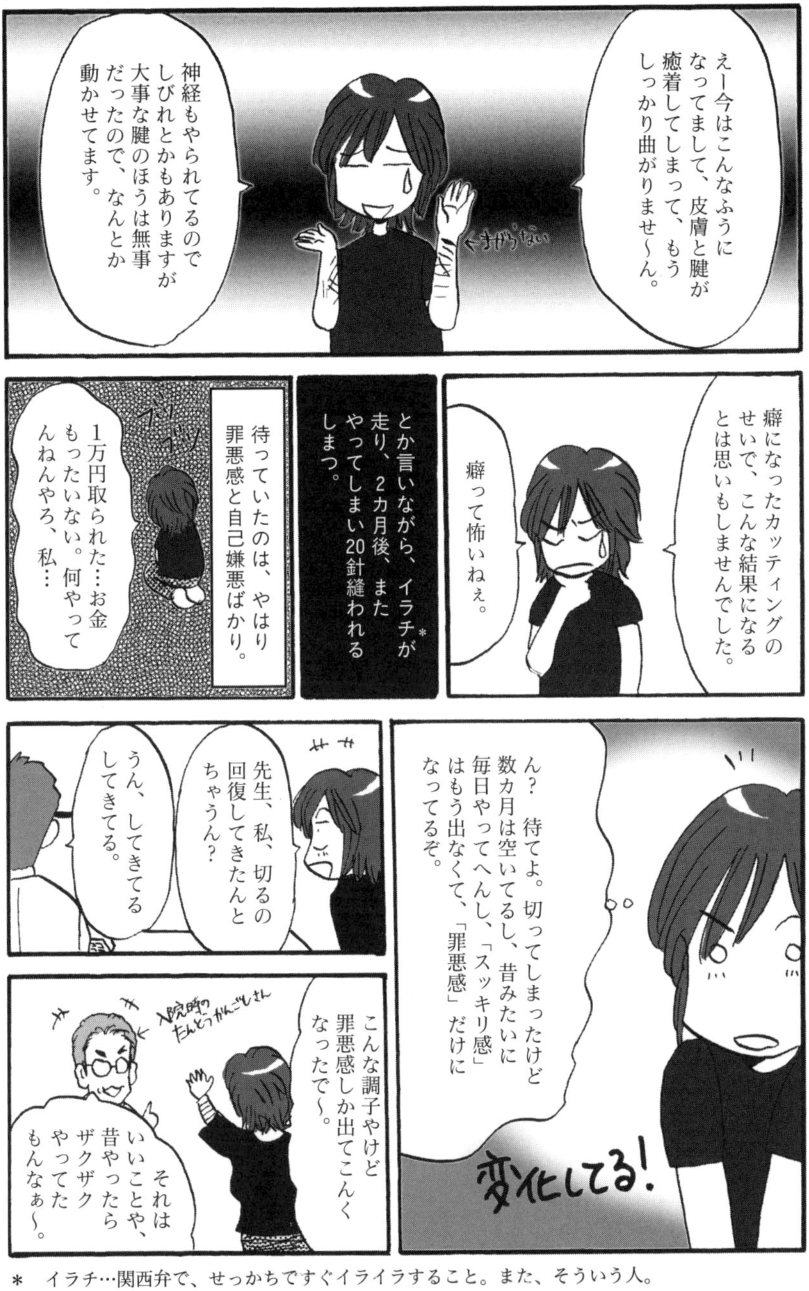
え〜今はこんなふうになってまして、皮膚と腱が癒着してしまって、もうしっかり曲がりませ〜ん。
神経もやられてるのでしびれとかもありますが大事な腱のほうは無事だったので、なんとか動かせてます。
癖になったカッティングのせいで、こんな結果になるとは思いもしませんでした。
癖って怖いねぇ。
とか言いながら、イラチ*が走り、2カ月後、またやってしまい20針縫われるしまつ。
待っていたのは、やはり罪悪感と自己嫌悪ばかり。
1万円取られた…お金もったいない。何やってんねんやろ、私…
ん？ 待てよ。切ってしまったけど数カ月は空いてるし、昔みたいに毎日やってへんし、「スッキリ感」はもう出なくて、「罪悪感」だけになってるぞ。
変化してる！
先生、私、切るの回復してきたんとちゃうん？
うん、してきてるしてきてる。
こんな調子やけど罪悪感しか出てこんくなったで〜。
入院時のたんとうかんごしさん
それはいいことや、昔やったらザクザクやってたもんなぁ〜。

＊　イラチ…関西弁で、せっかちですぐイライラすること。また、そういう人。

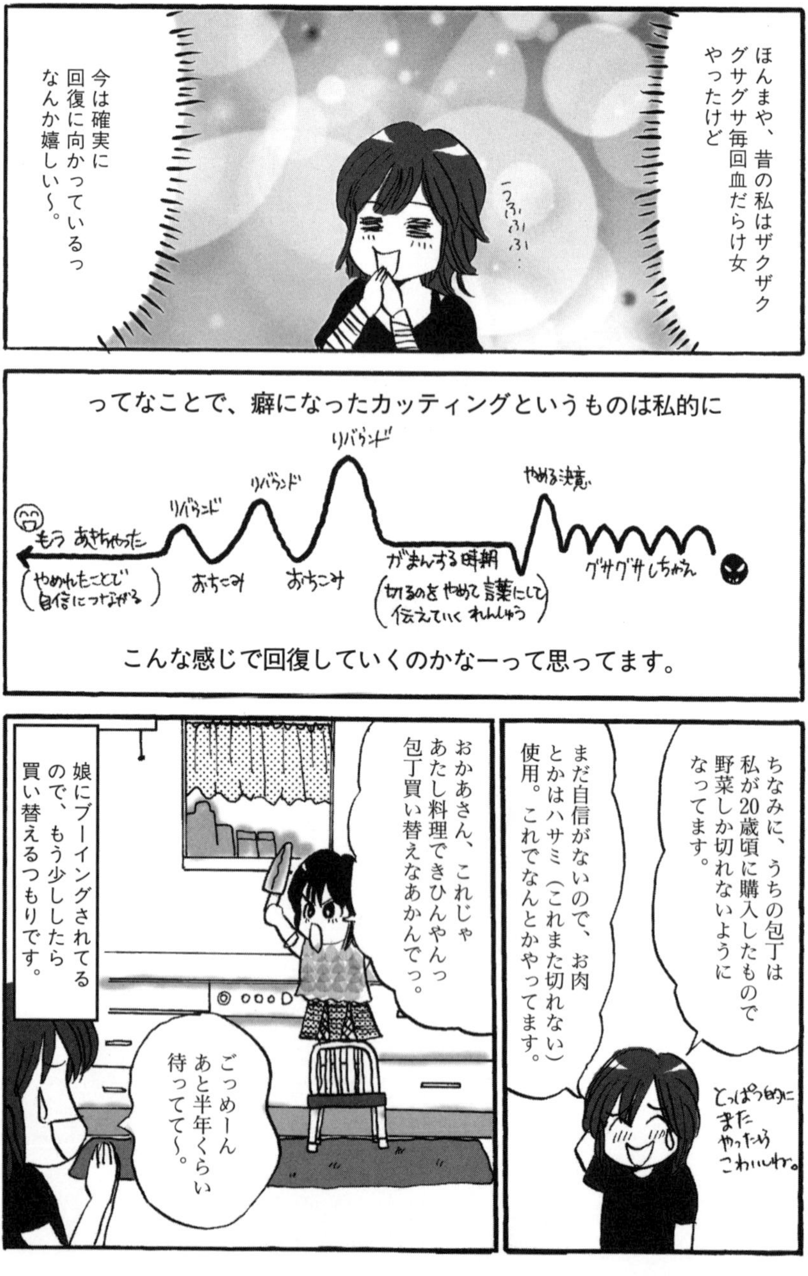
ほんまや、昔の私はザクザクグサグサ毎回血だらけ女やったけど
今は確実に回復に向かっているっなんか嬉しい〜。
うふふふ…
ってなことで、癖になったカッティングというものは私的に
グサグサしちゃう
やめる決意
がまんする時期
（切るのをやめて言葉にして伝えていくれんしゅう）
リバウンド
おちこみ
リバウンド
おちこみ
リバウンド
もうあきちゃった
（やめれたことで自信につながる）
こんな感じで回復していくのかなーって思ってます。
ちなみに、うちの包丁は私が20歳頃に購入したもので野菜しか切れないようになってます。
まだ自信がないので、お肉とかはハサミ（これまた切れない）使用。これでなんとかやってます。
とっぱつ的にまたやったらこわいしね。
おかあさん、これじゃあたし料理できひんやんっ包丁買い替えなあかんでっ。
娘にブーイングされてるので、もう少ししたら買い替えるつもりです。
ごっめーんあと半年くらい待ってて〜。

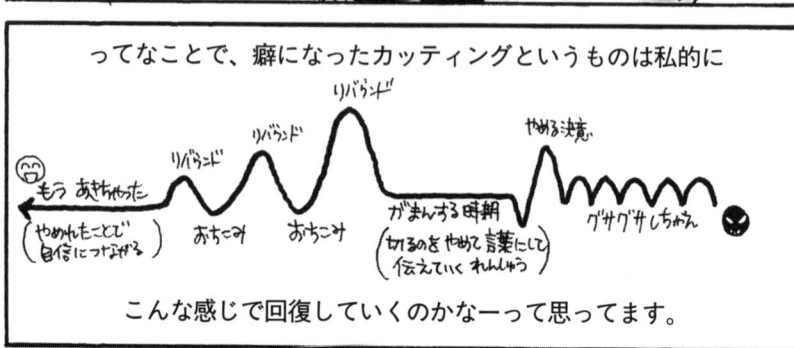

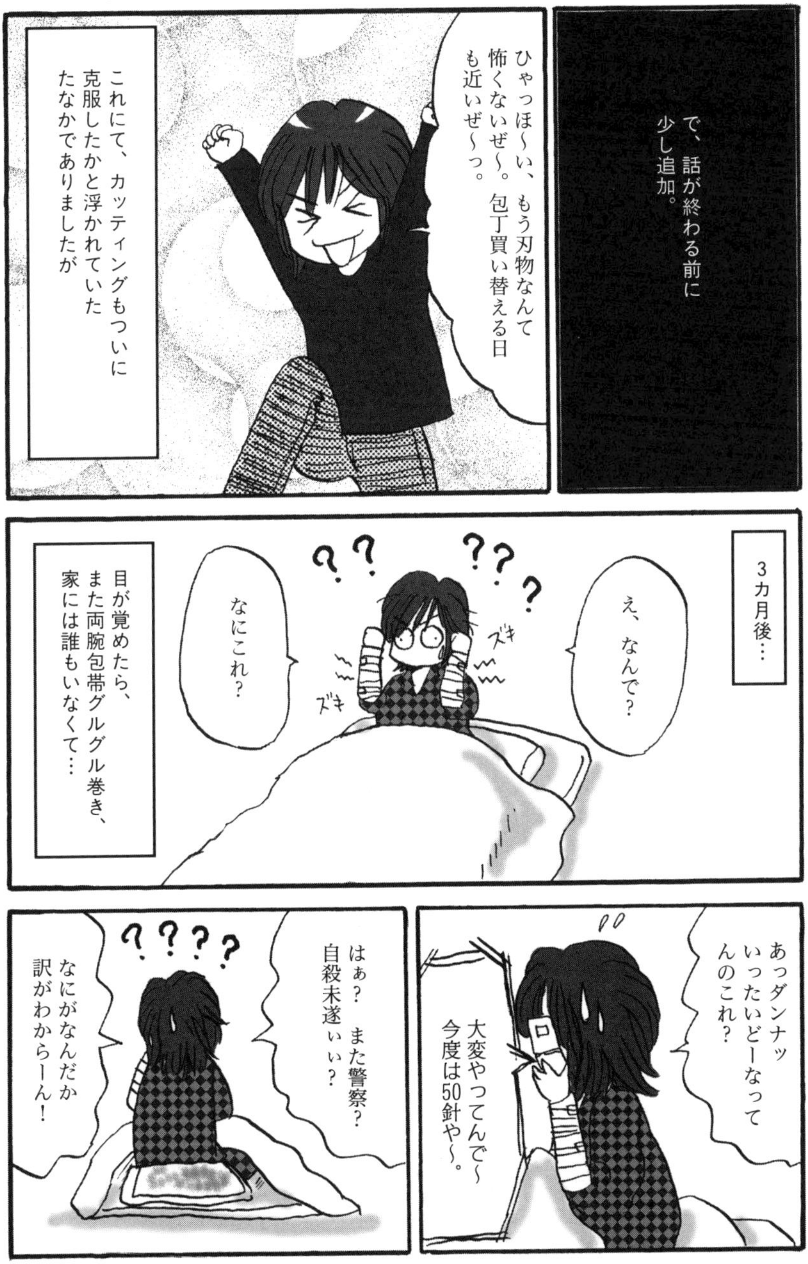
で、話が終わる前に少し追加。
ひゃっほ～い、もう刃物なんて怖くないぜ～。包丁買い替える日も近いぜ～っ。
これにて、カッティングもついに克服したかと浮かれていたたなかでありましたが
3カ月後…
え、なんで？
ズキ
ズキ
なにこれ？
目が覚めたら、また両腕包帯グルグル巻き、家には誰もいなくて…
あっダンナッいったいどーなってんのこれ？
大変やってんで～今度は50針や～。
はぁ？また警察？自殺未遂ぃぃ？
なにがなんだか訳がわからーん！

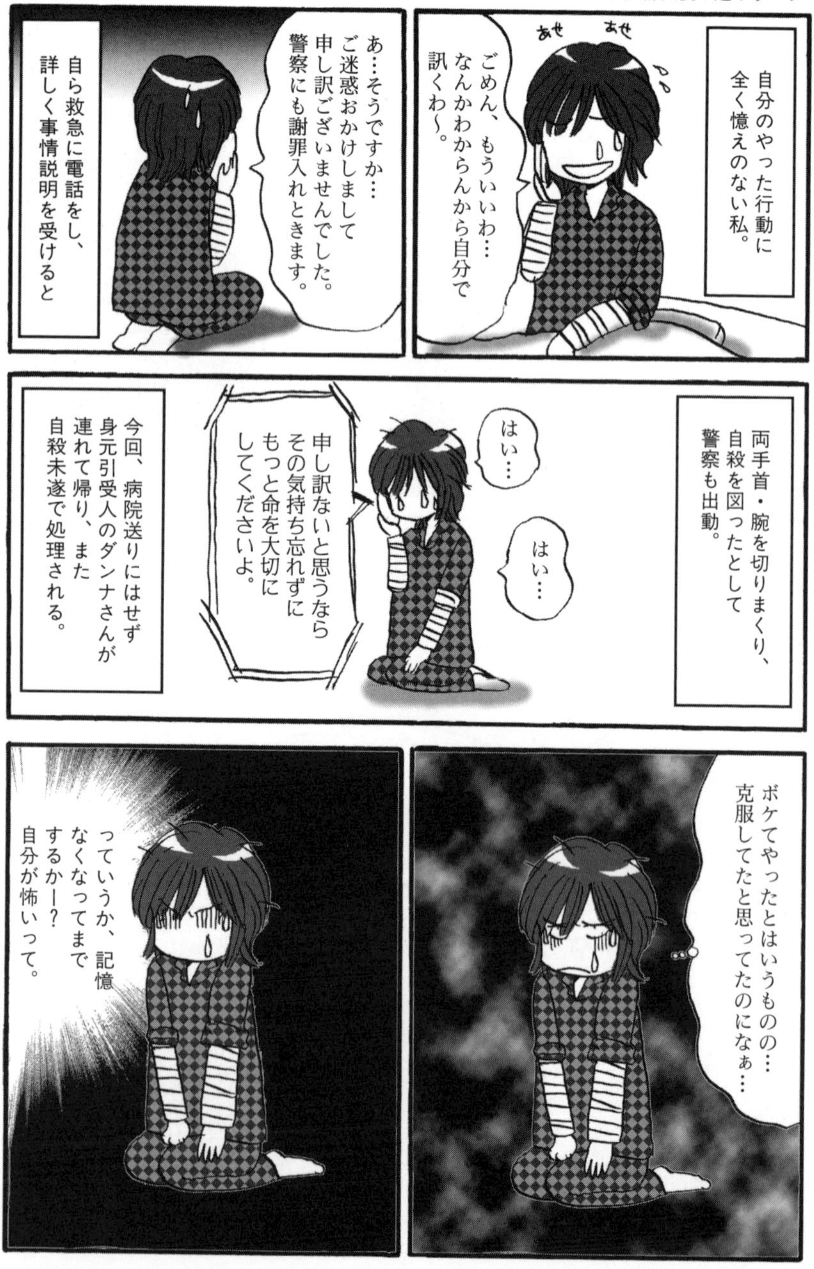

自分のやった行動に全く憶えのない私。
あせ　あせ
ごめん、もういいわ…なんかわからんから自分で訊くわ～。
あ…そうですか…ご迷惑おかけしまして申し訳ございませんでした。警察にも謝罪入れときます。
自ら救急に電話をし、詳しく事情説明を受けると
両手首・腕を切りまくり、自殺を図ったとして警察も出動。
はい…
はい…
申し訳ないと思うならその気持ち忘れずにもっと命を大切にしてくださいよ。
今回、病院送りにはせず身元引受人のダンナさんが連れて帰り、また自殺未遂で処理される。
ボケてやったとはいうものの…克服してたと思ってたのになぁ…
っていうか、記憶なくなってまでするかー？自分が怖いって。

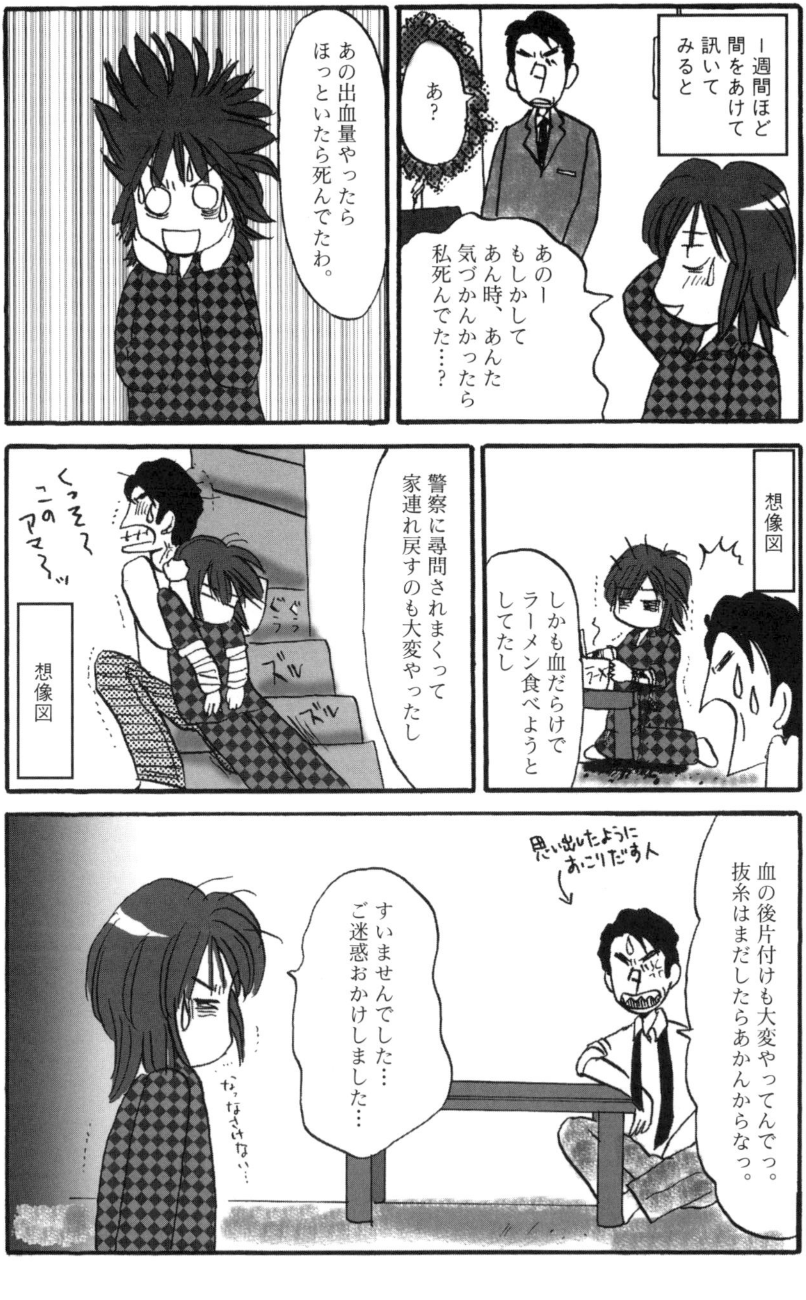
1週間ほど間をあけて訊いてみると
あ?
あのー もしかして あん時、あんた 気づかんかったら 私死んでた…?
あの出血量やったら ほっといたら死んでたわ。
想像図
しかも血だらけで ラーメン食べようと してたし
警察に尋問されまくって 家連れ戻すのも大変やったし
くっそ〜 このアマ〜ッ
想像図
血の後片付けも大変やってんでっ。抜糸はまだしたらあかんからなっ。
思い出したように おこりだす人
すいませんでした… ご迷惑おかけしました…
なっなさけない…

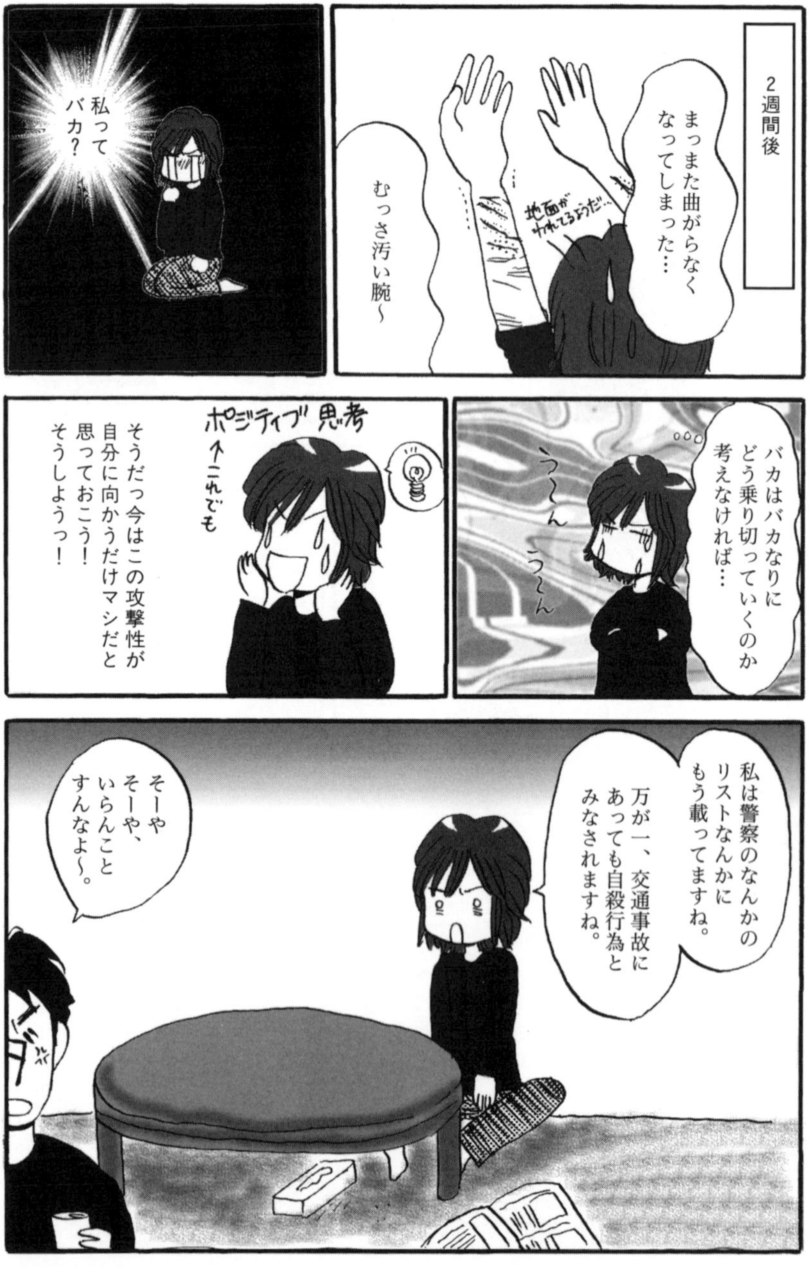
2週間後
まった曲がらなくなってしまった…
地面がわれてるようだ…
むっさ汚い腕〜
私ってバカ？
バカはバカなりにどう乗り切っていくのか考えなければ…
う〜ん
う〜ん
ポジティブ思考
↑これでも
そうだっ今はこの攻撃性が自分に向かうだけマシだと思っておこう！そうしようっ！
私は警察のなんかのリストなんかにもう載ってますね。
万が一、交通事故にあっても自殺行為とみなされますね。
そーやそーや、いらんことすんなよ〜。

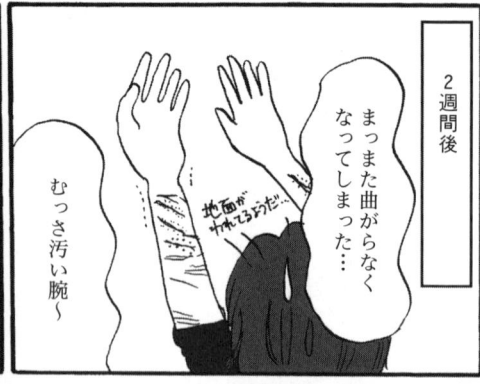

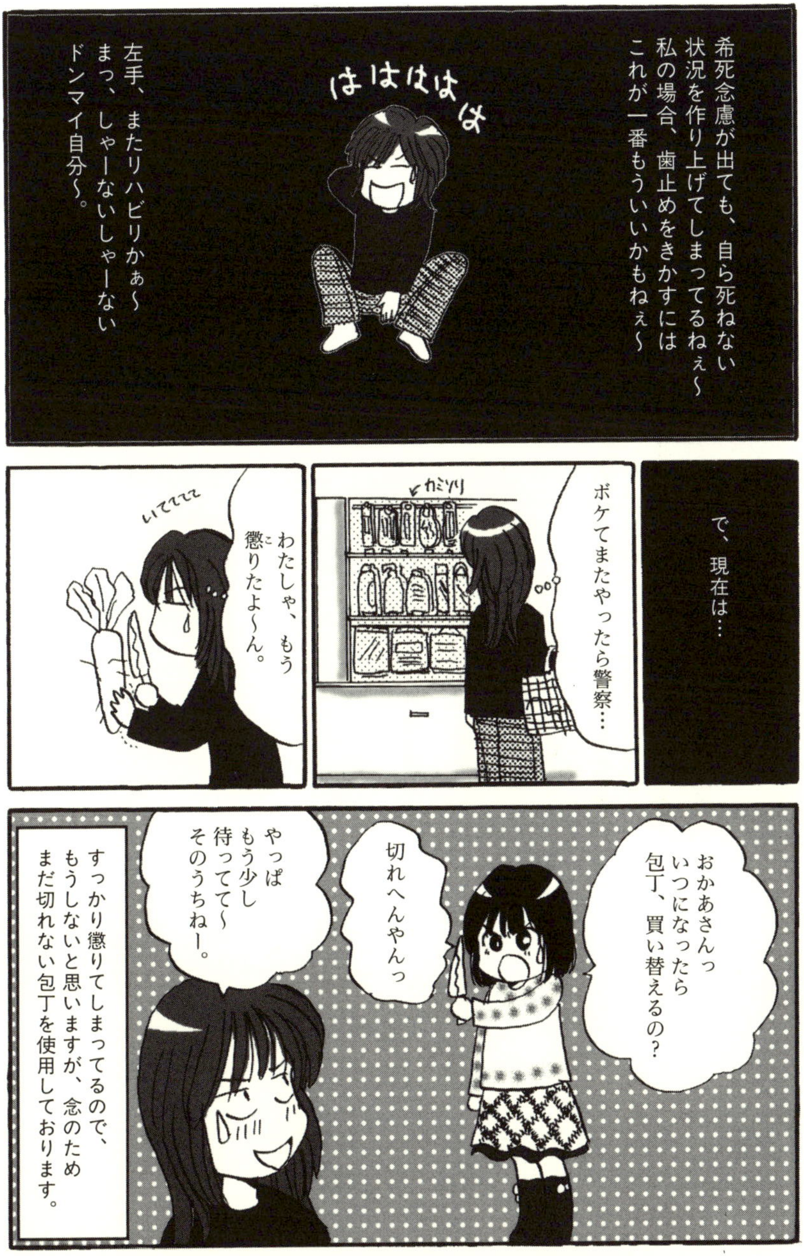
希死念慮が出ても、自ら死ねない
状況を作り上げてしまってるねぇ～
私の場合、歯止めをきかすには
これが一番もういいかもねぇ～
ははははは
左手、またリハビリかぁ～
まっ、しゃーないしゃーない
ドンマイ自分～。
で、現在は…
ボケてまたやったら警察…
カミソリ
いてててて
わたしゃ、もう懲《こ》りたよ～ん。
おかあさんっ
いつになったら
包丁、買い替えるの？
切れへんやんっ
やっぱ
もう少し
待ってて～
そのうちねー。
すっかり懲りてしまってるので、
もうしないと思いますが、念のため
まだ切れない包丁を使用しております。

私のリストカット回復について

いやーここまで回復するのに、これもそうとう時間かかりました。現在は左手がもう普通に曲がらないからこれ以上やっても良いことはなし！で、それ見て理性保ってるところもありますしそれでカッティングも治まってますから、これでよかったんだと自分で納得しております。

それに加えてやっぱり主治医の影響力のおかげでしょうか（笑）。「すいません、ごめんなさい」が素直に言えるようになってから切る行為↓罪悪感につながるようになりました、子どもも密かにイヤがっていることも知ってたので「どないかしてやめなあかん」という気持ちもでてきました。昔は自分の中でイヤなことムカつくことがあると、すべて切ることで処理してましたが、これを言葉に変えて、言えるようになってきたところもあります。

あと、切る時は縫わなきゃ気がすまない派だったし、切る時は歯止めがきかなくてメッタ切りをしてしまうので（縦・横・斜め、みたいな）、今でもイラッときたら、たっま

〜にグッサグサにやってしまいたい衝動にかられる時もありますが、そうすると、とにかく処置代に何万円もかかってしまうのでお金がかかってしょうがなくて、3万円もあれば何か買えたやんとか、食費2週間は持つやんとか、やはり歳のせいもあるんでしょうかね、後々めんどくさいことになるし、やっぱやーめた、という感じになってます。

って「やっぱやーめた」と言いつつ、今密かに私の中で問題なのは私はBPDも持っているので我慢しつづけて消化できないと、突然解離状態を起こしてしまう時とか、なぜか希死念慮に行き着いてしまうところとかがあること。後々大変な目にあうのがわかっているのに言葉として言えるようになっても、やっぱまだ「癖」が残ってるんですよね。気がつくと身におぼえがないことをしていたりヘンな場所にいたり大変なことをしでかして、なんで解離が出るねん！とか、希死念慮が出てくるねん！と自分にツッコみたくなります。かなり回復しましたが、まだまだ油断禁物ということで、イラッときたらやっぱり抗不安薬飲んで、この現状保ってます。

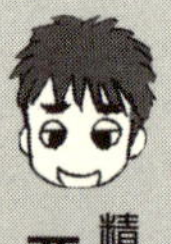

精神科医
西側先生のコメント

解離性障害とは解決できない事や気に入らない事に直面した時の意識的なコントロール不能の状態のことです。以前は「ヒステリー」と呼ばれていたのですが、ヒステリーがいろいろな意味を持つため今では解離性障害と呼ばれています。疾病利得《しっぺいりとく》（その病気をすることで何らかの得をすること、例えば「学校・仕事を休める」「みんなが心配してくれる」「とりあえずその場から逃げられる」など）があり、そのために仮病《けびょう》、詐病《さびょう》などと見分けがつきにくく胡散臭《うさんくさ》い目でみられることもあります。

リストカットや過食をしたあとに「全然憶えていない」と言う人がよくいます。これはすなわち解離の症状です。全く無意識ではないのですが、そういったリストカットや過食の直前に現実感の喪失があると言われています。「生きている気がしない。自分が自分でない感じ」という離人的な訴えをする患者さんもいます。だからそれを自覚していて現実感を取り戻すために切っているという患者さんもいるわけです。

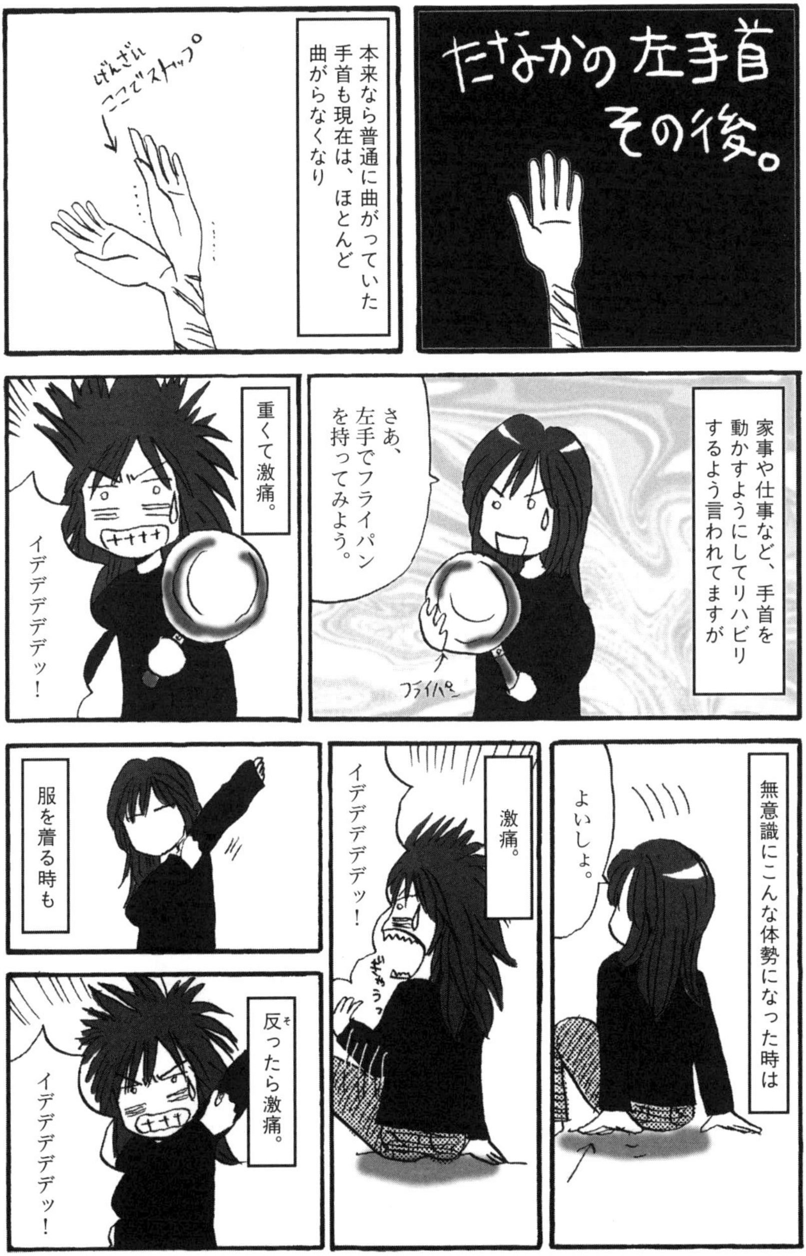
たなかの左手首
その後。
本来なら普通に曲がっていた手首も現在は、ほとんど曲がらなくなり
げんざい
ここでストップ。
家事や仕事など、手首を動かすようにしてリハビリするよう言われてますが
さあ、左手でフライパンを持ってみよう。
フライパン
重くて激痛。
イデデデデデッ！
無意識にこんな体勢になった時は
よいしょ。
激痛。
イデデデデデッ！
ぎゅうっ
服を着る時も
反《そ》ったら激痛。
イデデデデデッ！

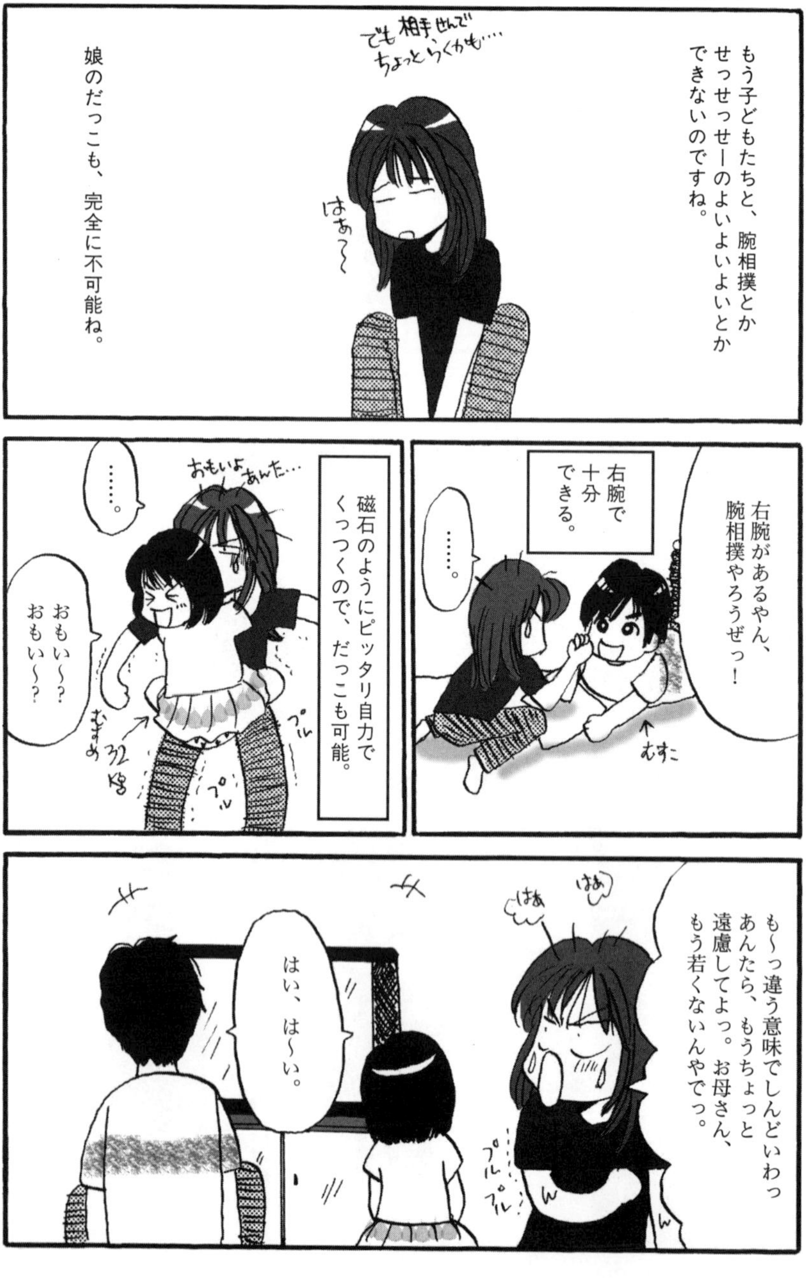
もう子どもたちと、腕相撲とか
せっせっせーのよいよいよいとか
できないのですね。
でも相手せんで
ちょっとらくかも…
はぁ〜
娘のだっこも、完全に不可能ね。
右腕があるやん、腕相撲やろうぜっ！
右腕で十分できる。
……。
むすこ
磁石のようにピッタリ自力でくっつくので、だっこも可能。
おもいよあんた…
……。
おもい〜？
おもい〜？
むすめ 32kg
プル
プル
もーっ違う意味でしんどいわっ
あんたら、もうちょっと
遠慮してよっ。お母さん、
もう若くないんやでっ。
はぁ
はぁ
はい、はーい。
プルプル

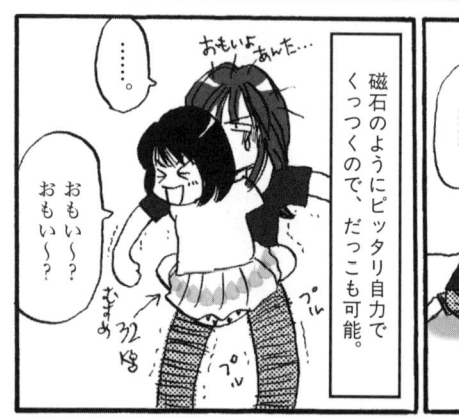

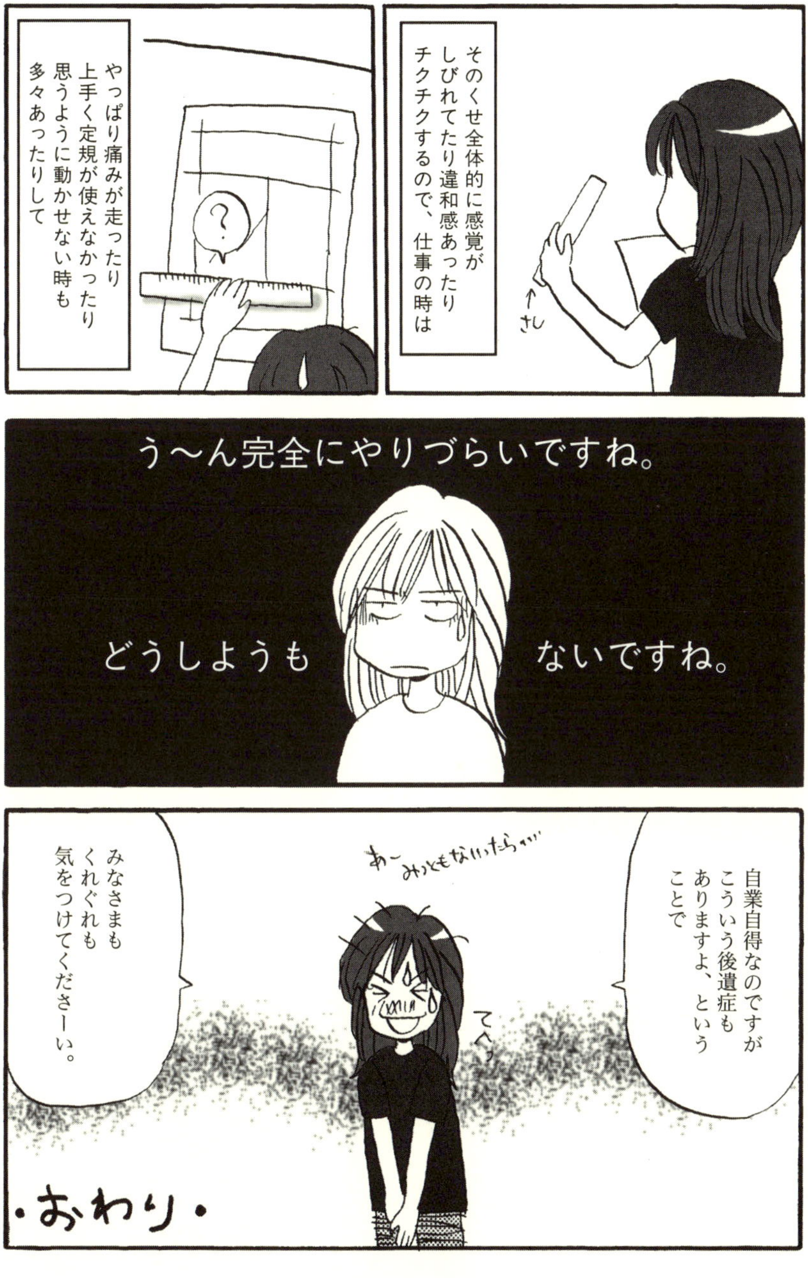
そのくせ全体的に感覚が
しびれてたり違和感あったり
チクチクするので、仕事の時は
さし
やっぱり痛みが走ったり
上手く定規が使えなかったり
思うように動かせない時も
多々あったりして
?
う〜ん完全にやりづらいですね。
どうしようも
ないですね。
自業自得なのですが
こういう後遺症も
ありますよ、という
ことで
あー みっともないったら…
てへっ
みなさまも
くれぐれも
気をつけてくださーい。
・おわり・

リストカット症候群（手首自傷症候群）に関して

もうね、いろーんな説明や理論が出回ってるし、難しいこと書く気もないんですが、手首はリストカット、足はレッグカット……って、こんなんもいちいち書かんでもええですよね。と思い「カッティング」でまとめさせていただきます。

以前は「リストカット（自傷行為）＝ＢＰＤがやるもの」と言われがちでしたが、今現在、多様化してるリストカット症候群。ＢＰＤでなくてもカッティングを含め自傷行為する方はたくさんいらっしゃいます。

私やゆみさんのように気がつけば自然とやっていた人も多いと思いますが、こんなに多様化してきたのは、やっぱりインターネットの影響力も要素のひとつではないでしょうかねぇ。今回カッティングに関して書かせていただく際、今の世の中どんなもんかいな、と一度「リストカット」で検索してみたことがあったのですが、情報量のすごいこと……。クラクラして「もうなんかしんどくなる」になって、すぐ止めたほどでした。小中学生もネットする世の中、ちょうど思春期真っ盛り、そりゃカッティングも低年齢化するわよね。

「これほんまに伝染病だわ……」と再確認しました。とくに若い時は感受性も強いだろうし、衝動的要素を持ってる子には伝染する。私も小学6年頃から自分の首をコードで絞めたり、リストカットまがいなことはやってたから、当時すでにインターネットというものがあったら、間違いなくやり方を覚えて実践してただろうなと思った。まだアイデンティティーが確立されてない多感な年頃、言語化できなくて当たり前な年齢だから心の葛藤も大きくなるだろうし、だからそれ見て行動化してしまうのも仕方ないと思う。ちなみに瀉血に関してだってネットの影響力大だと思う。でもネットはネット、実際私が本当にお会いしてお聞きしたわけでもないのでネットの影響力に関してはここまでにして、本当にこの目で見てきたことを書こうと思います。

素人の私の経験からお話しさせていただくと、……やっぱり現在カッティングしている人は多くなってます。なんで素人の私がそう言いきるかというと、入院回数が多いし6年以上入退院を繰り返すなかで見てきたからです。リストカッターさんアームカッターさんが年々確実に増えていて、もーたくさん見てきました。いろんな方々のカッティングの傷痕。10代の人から40代の人までBでしょうか。でもみんな表面上は明るいんですよ。でも夜になってひとりになると不安が押し寄せてくるんでしょうね。耐えきれなくて、院内でやってしまう人も多かった（私も昔はそうだった。昼でもやってた。笑）。そして影響されてリストカッターになった方も何人もいました。やっぱり伝染するんですねぇ。もちろん瀉血にハマってる人や血を抜きたくて献血行きまくってる人もいました。

そう、十人十色、みんなそれぞれの事情、悩みを抱えていていろんな理由があって、切っちゃう。つらくて気持ちをどう処理していいのかわかんないから、ついつい切ってしまうと思うんですよね。楽しい気持ちの時に切りたいと思う人はいないと思うし（笑）。してスッキリしてる人、自己嫌悪に陥ってる人、心理状況も人それぞれ。人の気を引きたくて（構ってほしくて）やってしまう人もおられますが、やっぱり健全な精神ではそういう発想は出てこないわけだからね。カッティングするすべての人に対して「私はやる人の気持ちを理解できる」なんて思ってないし、「あ〜しんどかったんやろな」「訴えたかったんやろな」で終わらすようにしています。

ひとつだけ言えることとは、切ることで精神状態を保ったり安心感を得る人もいるし、自分の中で溜め込んでいるものを切って吐き出すということをひとつの手段にしていると思うし、それを取り上げたら、どうしていいのかわからなくなって逆効果になることだってあると思います（余計悪化するとか。あと解離性障害を併発してる人は無意識に自分を傷つけてしまうこともあります）。切ること自体それが症状なのだから、強制的に止めさせるのは無意味だと思う。精神的病がカッティングの形になって外へ現れただけで、本人も実はそうとう苦しんでると思います。なにせ「そういう病」なのですから。

縫うほど切られちゃ周りはたまんないと思いますし、しない人にはなかなか理解しにくいものですが、見守ってくれる人がいれば必ず回復できる病なので、そこんところを、なんとなくでもいいのでご理解くだされば幸いかなぁ。

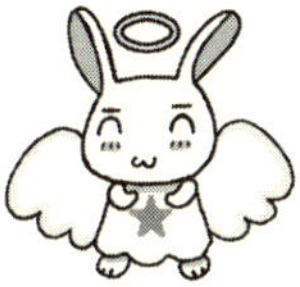

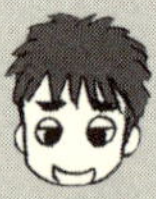

精神科医

西側先生のコメント

では、ご家族やまわりの人はどうしていけばよいのでしょうか？　問題は、135ページの症例にも少し書きましたが、決して切る切らない、食べる食べないといった単にそれだけの問題ではありません。原因は家庭のあり方であったり、うまく表現できない自分への苛立ちであったり、成長しきれない人格のもろさであったり……。それらをすべていっぺんに解決するのは不可能です。しかしひとつずつ親も子も変わっていく努力を惜しまないことです。治してもらうという受け身な態度ではいけませんし、薬を飲むだけで治るものでは決してありません。

具体的な注意点としては、

①リストカット・食べ吐きを見ても慌て過ぎないこと
②リストカット・食べ吐きだけを無理に止めないこと
③支え過ぎないこと
④後始末は本人にもさせること

⑤お互いに距離を置くこと
⑥目をそらさず手を出さず見守ること
⑦よかったことや成長したことはよろこんで褒《ほ》めてあげること
⑧自助グループ（146ページ参照）への参加

といったところでしょうか。

どうすればよいかを一言で言えば今までのやり方を変えること。それは即《すなわ》ち今までの家族関係を変えることに他なりません。それまで長年続けていた家族関係・親子関係を変えるのは容易ではありません。最初はぎくしゃくするでしょう。何度も元に戻ってしまうかもしれません。それでもあきらめないで根気よく続けてください。

10年20年をかけて築いた家族関係を再構築するのですから何年もかかると思っておいたほうがいいかもしれません。

第4章

めざせ摂食障害回復の道のり

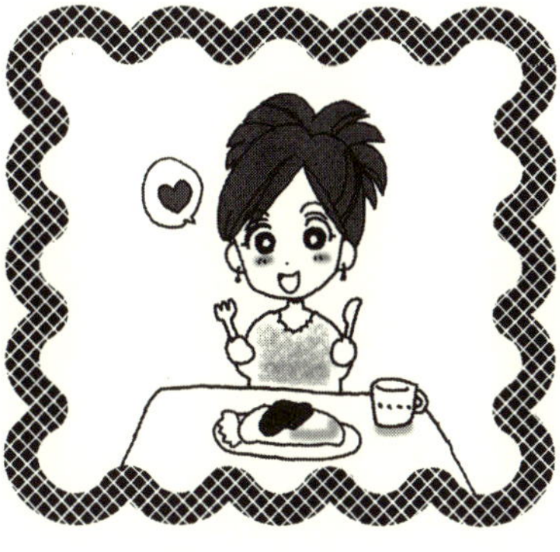

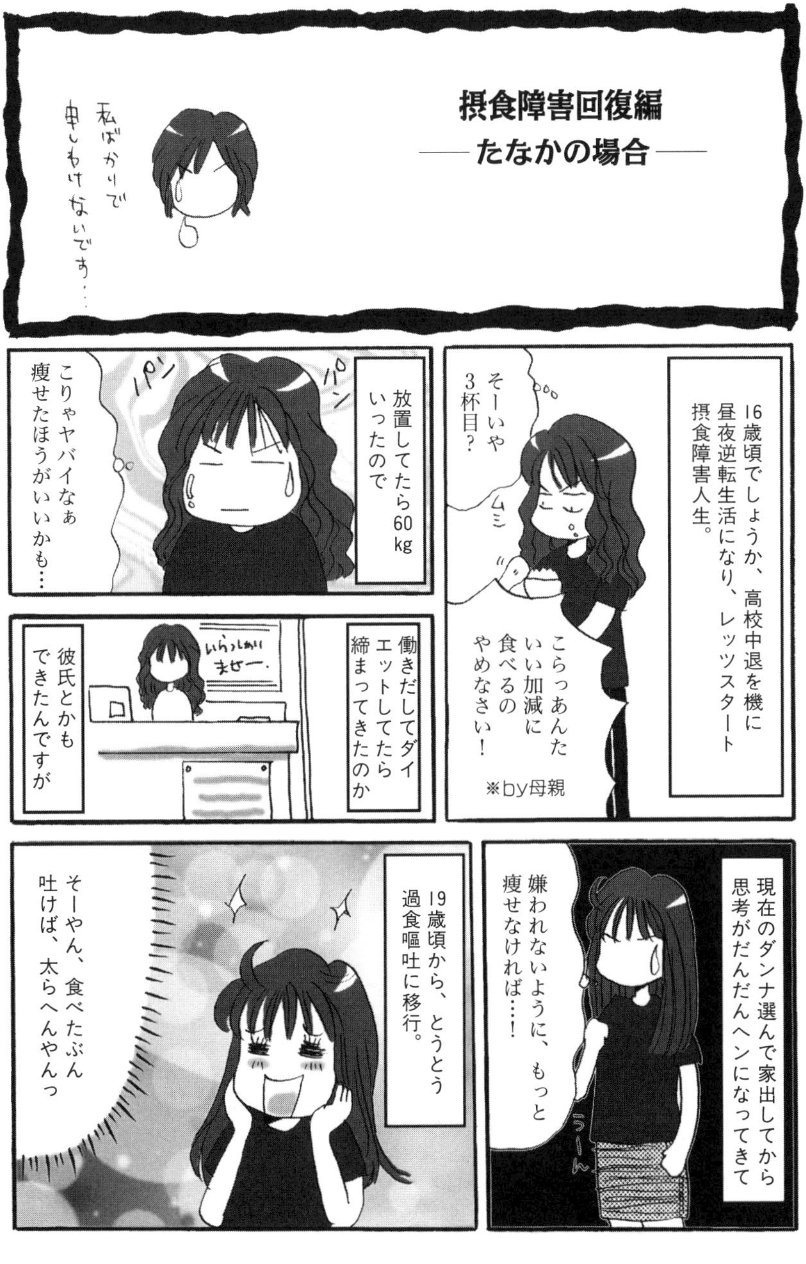
摂食障害回復編
たなかの場合
私ばかりで申しわけないです…
16歳頃でしょうか、高校中退を機に昼夜逆転生活になり、レッツスタート摂食障害人生。
そーいや3杯目？
ムミ
こらっあんたいい加減に食べるのやめなさい！
※by母親
放置してたら60kgいったので
パン
パン
こりゃヤバイなぁ痩せたほうがいいかも…
働きだしてダイエットしてたら締まってきたのか
いらっしゃいませー
彼氏とかもできたんですが
現在のダンナ選んで家出してから思考がだんだんヘンになってきて
嫌われないように、もっと痩せなければ…！
うーん
19歳頃から、とうとう過食嘔吐に移行。
そーやん、食べたぶん吐けば、太らへんやんっ

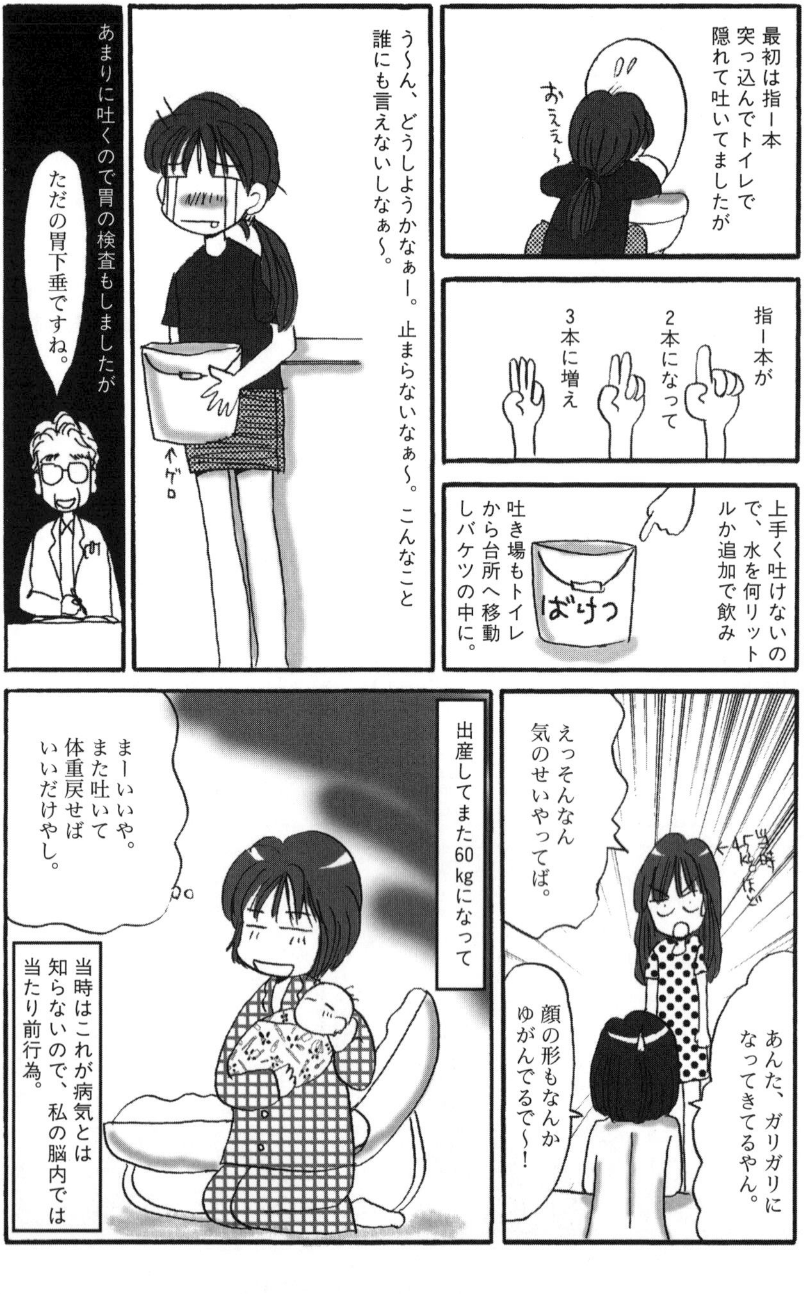
最初は指1本突っ込んでトイレで隠れて吐いてましたが
おえぇ～
指1本が
2本になって
3本に増え
上手く吐けないので、水を何リットルか追加で飲み
吐き場もトイレから台所へ移動しバケツの中に。
ばけつ
う～ん、どうしようかなぁー。止まらないなぁ～。こんなこと誰にも言えないしなぁ～。
←ゲロ
あまりに吐くので胃の検査もしましたが
ただの胃下垂ですね。
あんた、ガリガリになってきてるやん。
顔の形もなんかゆがんでるで～！
えっそんなん気のせいやってば。
←当時45kgほど
出産してまた60kgになって
まーいいや。また吐いて体重戻せばいいだけやし。
当時はこれが病気とは知らないので、私の脳内では当たり前行為。

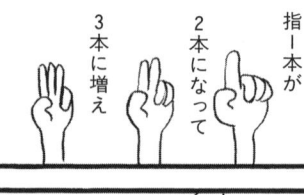

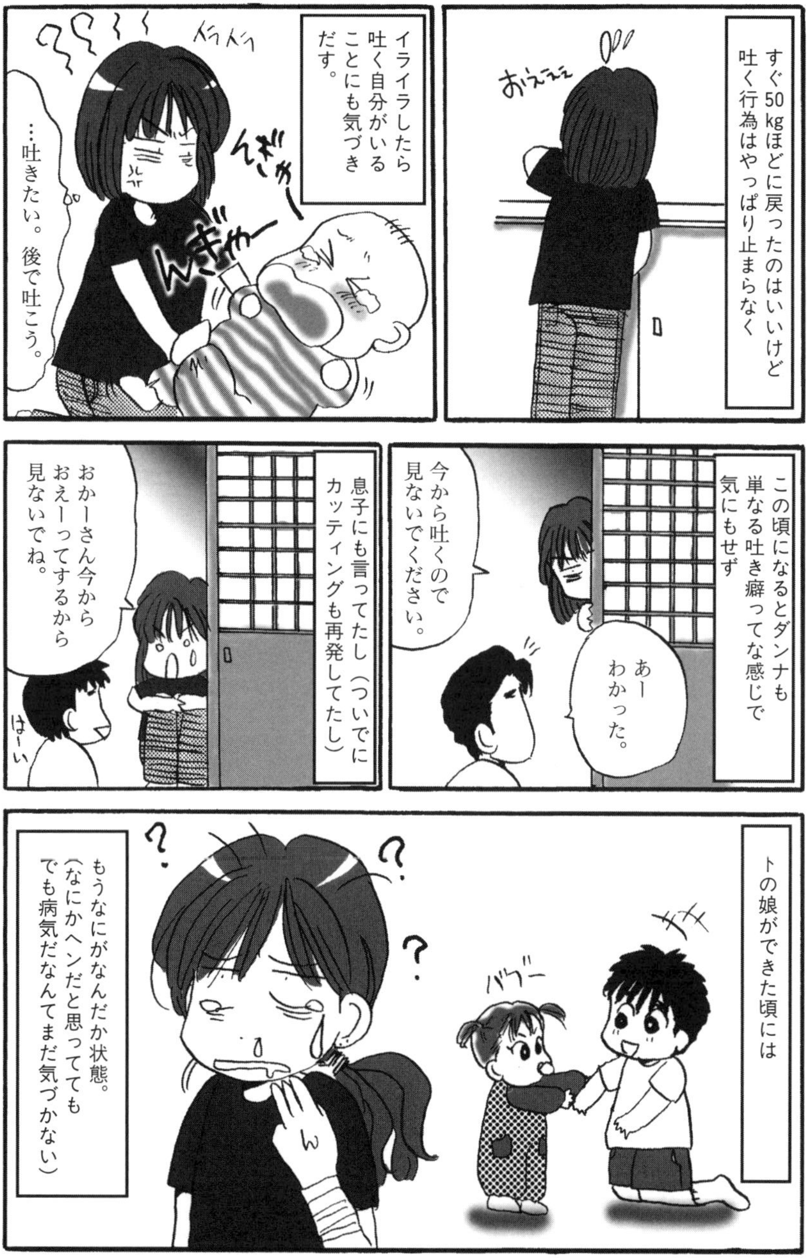
すぐ50kgほどに戻ったのはいいけど吐く行為はやっぱり止まらなく
おえぇぇ
イライラしたら吐く自分がいることにも気づきだす。
イライラ
んぎゃー
んぎゃー
…吐きたい。後で吐こう。
この頃になるとダンナも単なる吐き癖ってな感じで気にもせず
今から吐くので見ないでください。
あー わかった。
息子にも言ってたし（ついでにカッティングも再発してたし）
おかーさん今からおえーってするから見ないでね。
はーい
トの娘ができた頃には
もうなにがなんだか状態。（なにかヘンだと思ってても でも病気だなんてまだ気づかない）

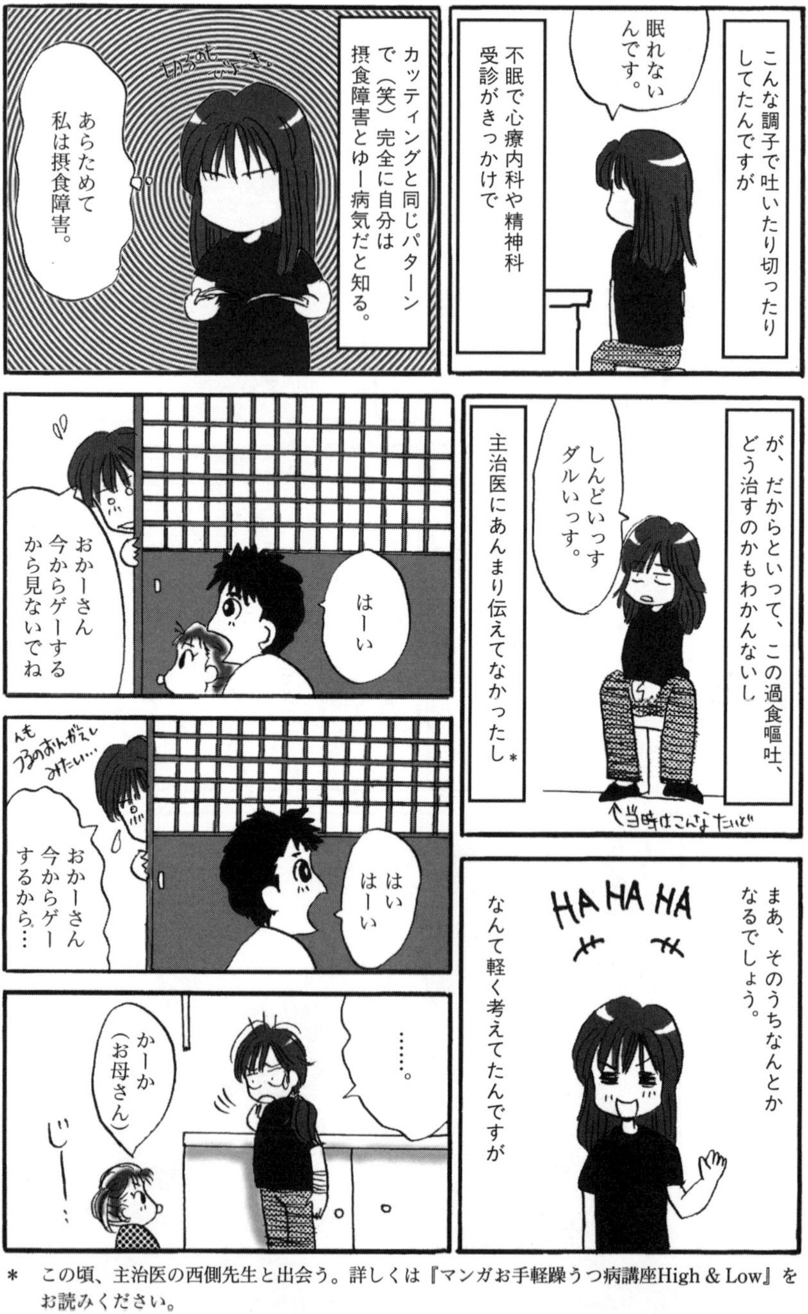
こんな調子で吐いたり切ったりしてたんですが
眠れないんです。
不眠で心療内科や精神科受診がきっかけで
カッティングと同じパターンで（笑）完全に自分は摂食障害とゆー病気だと知る。
あらためて私は摂食障害。
が、だからといって、この過食嘔吐、どう治すのかもわかんないし
しんどいっすダルいっす。
主治医にあんまり伝えてなかったし＊
まあ、そのうちなんとかなるでしょう。
HA HA HA
なんて軽く考えてたんですが
おかーさん今からゲーするから見ないでね
はーい
おかーさん今からゲーするから…
はいはーい
かーか（お母さん）
……。
じー…

＊　この頃、主治医の西側先生と出会う。詳しくは『マンガお手軽躁うつ病講座High & Low』をお読みください。

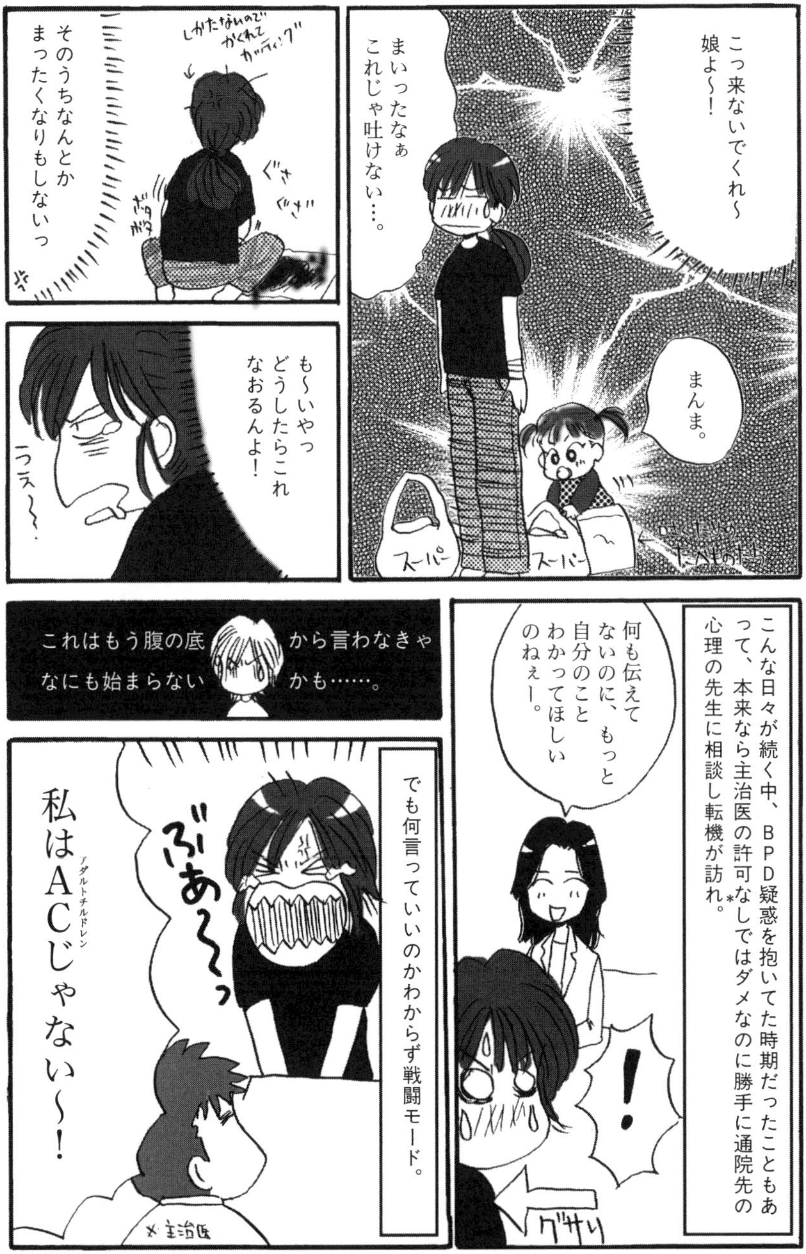
こっ来ないでくれ〜
娘よ〜！
まいったなぁ
これじゃ吐けない…。
まんま。
スーパー
スーパー
しかたないので
かくれてカッティング
そのうちなんとか
まったくなりもしないっ
も〜いやっ
どうしたらこれ
なおるんよ！
ウエ〜〜
これはもう腹の底から言わなきゃ
なにも始まらないかも……。
こんな日々が続く中、BPD疑惑を抱いてた時期だったこともあって、本来なら主治医の許可なしではダメなのに勝手に通院先の心理の先生に相談し転機が訪れ。*
何も伝えてないのに、もっと自分のことわかってほしいのねぇー。
！
グサリ
でも何言っていいのかわからず戦闘モード。
ぶあ〜〜っ
私はAC《アダルトチルドレン》じゃない〜！
※主治医

*　西側先生との治療で転機が訪れる。詳しくは『マンガ境界性人格障害&躁うつ病REMIX』をお読みください。

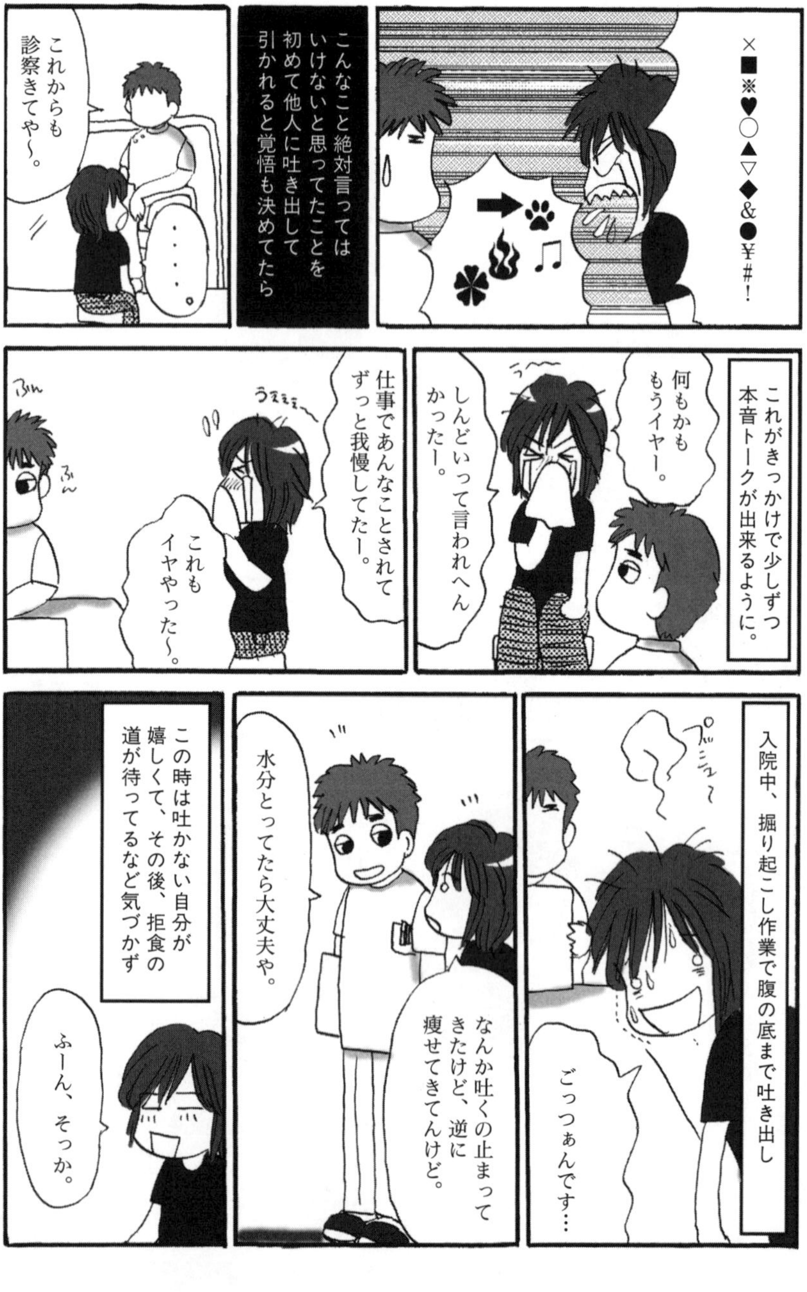
×■※♥○▲▽◆&●¥#!
こんなこと絶対言ってはいけないと思ってたことを初めて他人に吐き出して引かれると覚悟も決めてたら
これからも診察きてや〜。
・・・・。
これがきっかけで少しずつ本音トークが出来るように。
何もかももうイヤー。
しんどいって言われへんかったー。
仕事であんなことされてずっと我慢してたー。
これもイヤやった〜。
入院中、掘り起こし作業で腹の底まで吐き出し
ごっつぁんです…
なんか吐くの止まってきたけど、逆に痩せてきてんけど。
水分とってたら大丈夫や。
この時は吐かない自分が嬉しくて、その後、拒食の道が待ってるなど気づかず
ふーん、そっか。

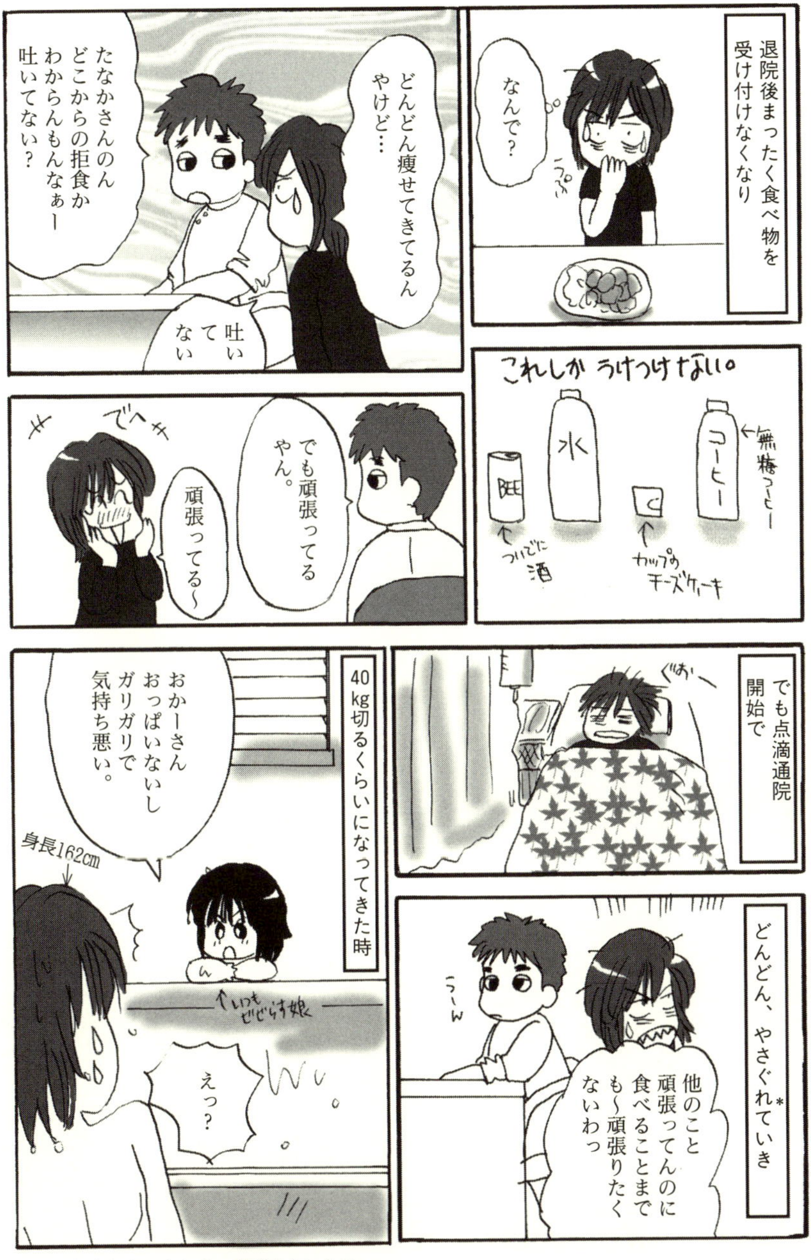
退院後まったく食べ物を受け付けなくなり
なんで?
うっぷ
どんどん痩せてきてるんやけど…
たなかさんのんどこからの拒食かわからんもんなぁー吐いてない?
吐いてない
これしかうけつけない。
水
コーヒー
←無糖コーヒー
BEE
↑ついでに酒
↑カップのチーズケーキ
でも頑張ってるやん。
頑張ってる~
でへ
でも点滴通院開始で
ぐおー
どんどん、やさぐれていき*
他のこと頑張ってんのに食べることまでも~頑張りたくないわっ
う~ん
40kg切るくらいになってきた時
おかーさんおっぱいないないしガリガリで気持ち悪い。
身長162cm
ん
えっ?

＊　やさぐれる…すねる。投げやりになる。

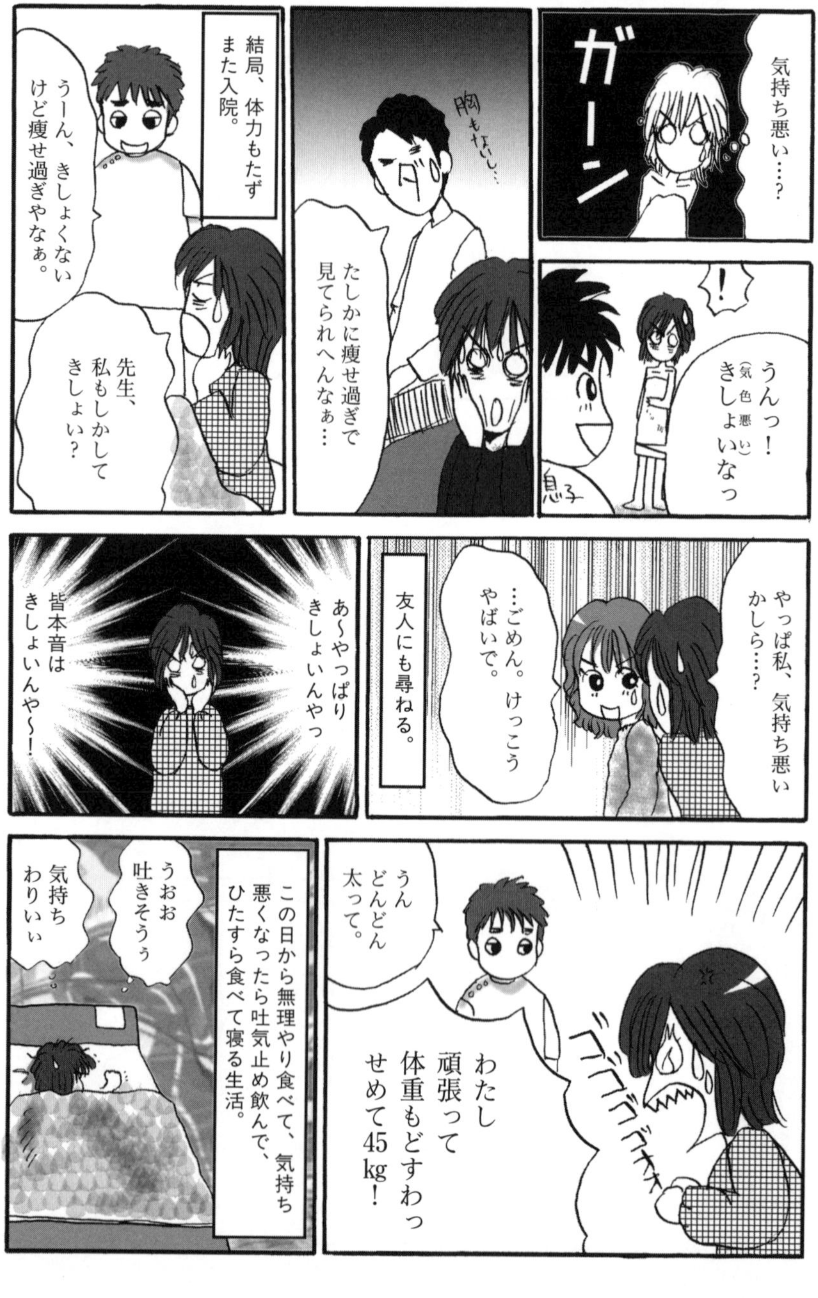
気持ち悪い…？
ガーン
!
うんっ！
きしょい（気色悪い）なっ
息子
胸もないし…
たしかに痩せ過ぎで見てられへんなぁ…
結局、体力もたず また入院。
うーん、きしょくないけど痩せ過ぎやなぁ。
先生、私もしかしてきしょい？
やっぱ私、気持ち悪いかしら…？
…ごめん。けっこうやばいで。
友人にも尋ねる。
あ〜やっぱりきしょいんやっ
皆本音はきしょいんや〜！
うんどんどん太って。
わたし頑張って体重もどすわっせめて45kg！
ゴゴゴゴォォ
この日から無理やり食べて、気持ち悪くなったら吐気止め飲んで、ひたすら食べて寝る生活。
うおお吐きそうぅ
気持ちわりぃぃ

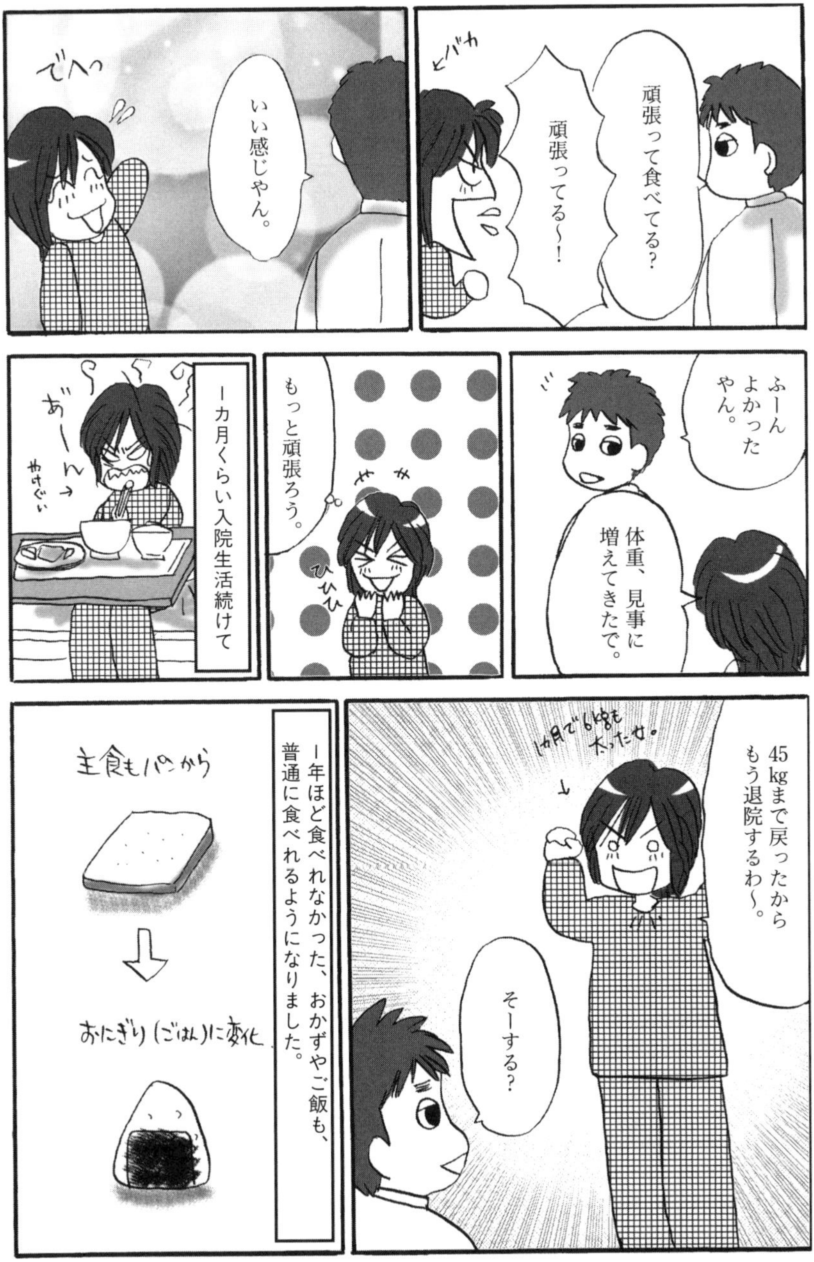
頑張って食べてる？
頑張ってる〜！
いい感じやん。
でへっ
ふーん よかったやん。
体重、見事に増えてきたで。
もっと頑張ろう。
ひひひ
1カ月くらい入院生活続けて
あーん
やけぐい
45kgまで戻ったから もう退院するわ〜。
1カ月で6kgも太ったぜ。
そーする？
1年ほど食べれなかった、おかずやご飯も、普通に食べれるようになりました。
主食もパンから
おにぎり（ごはん）に変化

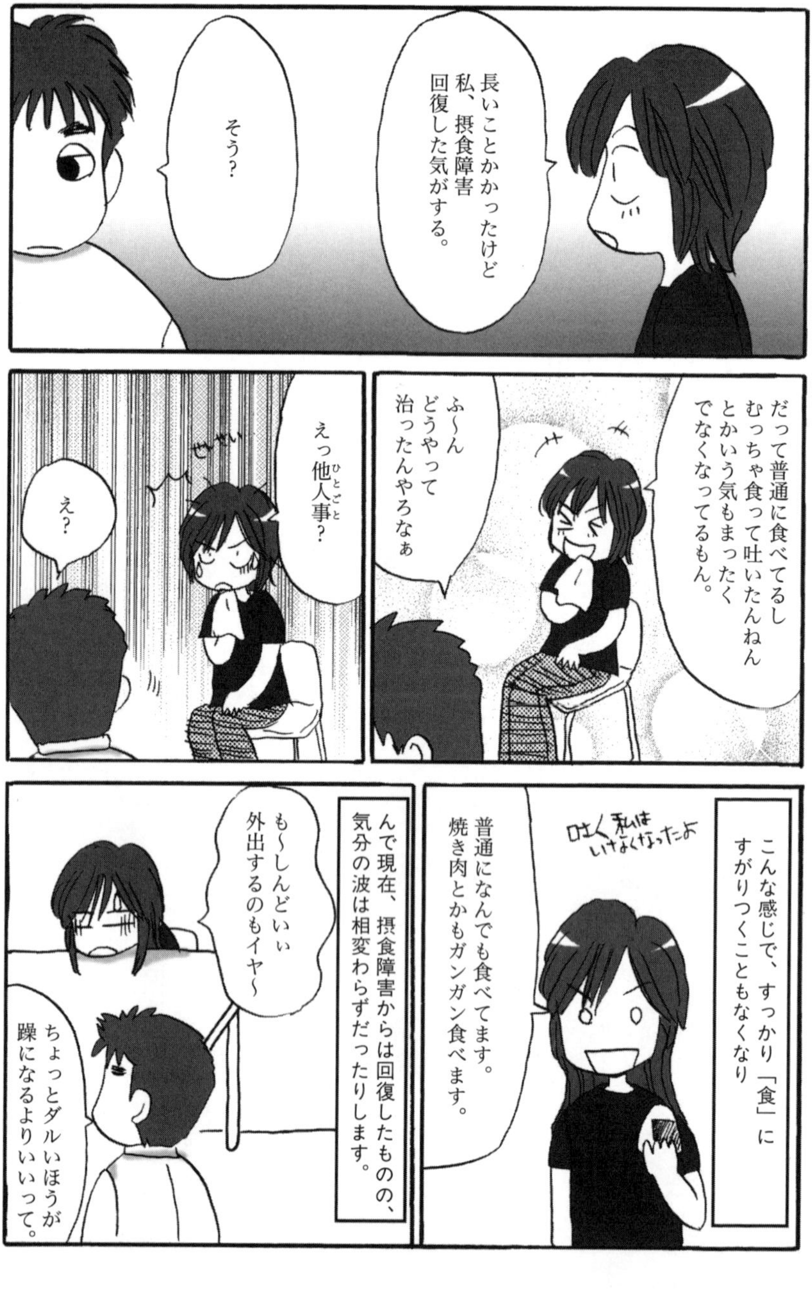
長いことかかったけど私、摂食障害回復した気がする。
そう？
だって普通に食べてるしむっちゃ食って吐いたんねんとかいう気もまったくでなくなってるもん。
ふ～んどうやって治ったんやろなぁ
ぜいぜい
えっ他人事《ひとごと》？
え？
こんな感じで、すっかり「食」にすがりつくこともなくなり
吐く私はいなくなったよ
普通になんでも食べてます。焼き肉とかもガンガン食べます。
んで現在、摂食障害からは回復したものの、気分の波は相変わらずだったりします。
も～しんどいぃ外出するのもイヤ～
ちょっとダルいほうが躁になるよりいいって。

私の摂食障害回復について

摂食障害からの回復はホンマに長いことかかりましたね〜。過食、過食嘔吐、拒食とすべてやりましたが、16歳頃から発症してきれいに回復するのに35歳までかかりました(笑)。おぉっ20年近くかかっているじゃないですか。

私の場合、思春期の頃も両親から放置されてましたし、昔はこれが病気なんて今ほど認知もされてませんでしたから回復するまでこんだけ時間もかかったんでしょうけど、精神科へかかった時点から5年で回復したことになりますね。なんという早さでしょう(笑)。

そう考えると、現在「摂食障害」はかなり認知されていて発見も早いと思いますし、最近の子たちが羨《うらや》ましい。その反面、若い頃から心療内科や精神科にかかるということは、薬も出るわけだしかなりの負担になることと思うので、うーん、良し悪しかなぁ?という複雑な心境です。

私が精神科へかかって早々に回復できた理由は、誰にも言わなかったこと、言えなかったことを主治医に聞いてもらい(主治医側は聞いているのかどうか謎ですが。笑)受け入れてもらえる確信ができて、「言ってもいいんだ我慢しなくてもいいんだ」と、なんでも話ができるようになったからだと思います。掘り起こし作業をして、忘れていたことも思い出してほとんどぜーんぶ吐き出したのも効果があったと思ってます。

30歳過ぎて回復した現在思うのですが、若い人がかかりやすいと思われるこの摂食障害、この病気は年齢を重ねるにつれてじょじょに安定（回復）してくるものなのでしょうかねえ。

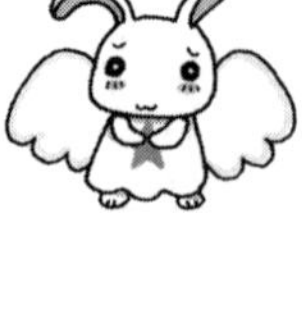

第5章

リストカットや摂食障害について私なりに頑張って考えてみたの巻

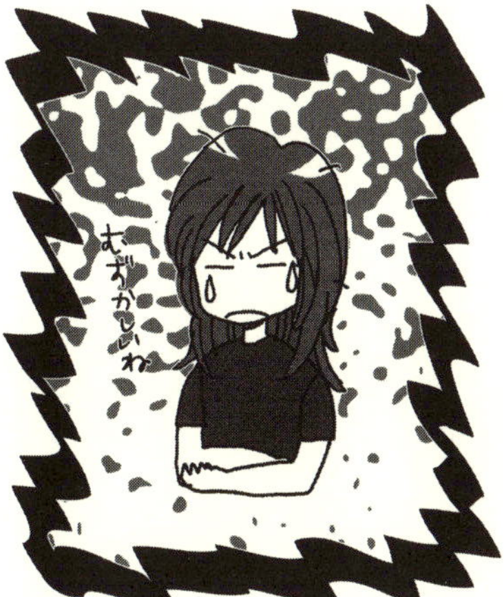

リストカット症候群や摂食障害について考えてみよう〈その1〉

摂食障害になるきっかけとして「ダイエットから始まり……」などと言われてますが、表向きはそうでも、そんな簡単なことがきっかけではないことが多いと思います。多くの摂食障害関連の著書でも指摘されておりますが、心の内面、陰にやっぱり幼少時や思春期に何か親子関係に問題が発生し、それが原因で、最終的に摂食障害を引き起こしてしまうケースがホント多いと思います。リストカット症候群もそれが根拠になっていることと思います。

なぜそう思うのかといえば、私に話をしてくださった方々オール家庭環境に問題があったから。それに拒食とリストカットを引き起こしていた女性に、私にご自身の母親を照らし合わせて愛情を求めて依存されたことがあって（歳変わらないのに。泣）それがエスカレートしていった経験もあるからです。

それから、もうひとりの拒食症の女性に、両親と和解し退行しながらも愛情を注いでもらい、少しずつ元気になっていかれたという話もお聞きしたことがあったのでどんな感じだったのか、ここでマンガで簡単に事情説明したいと思います。

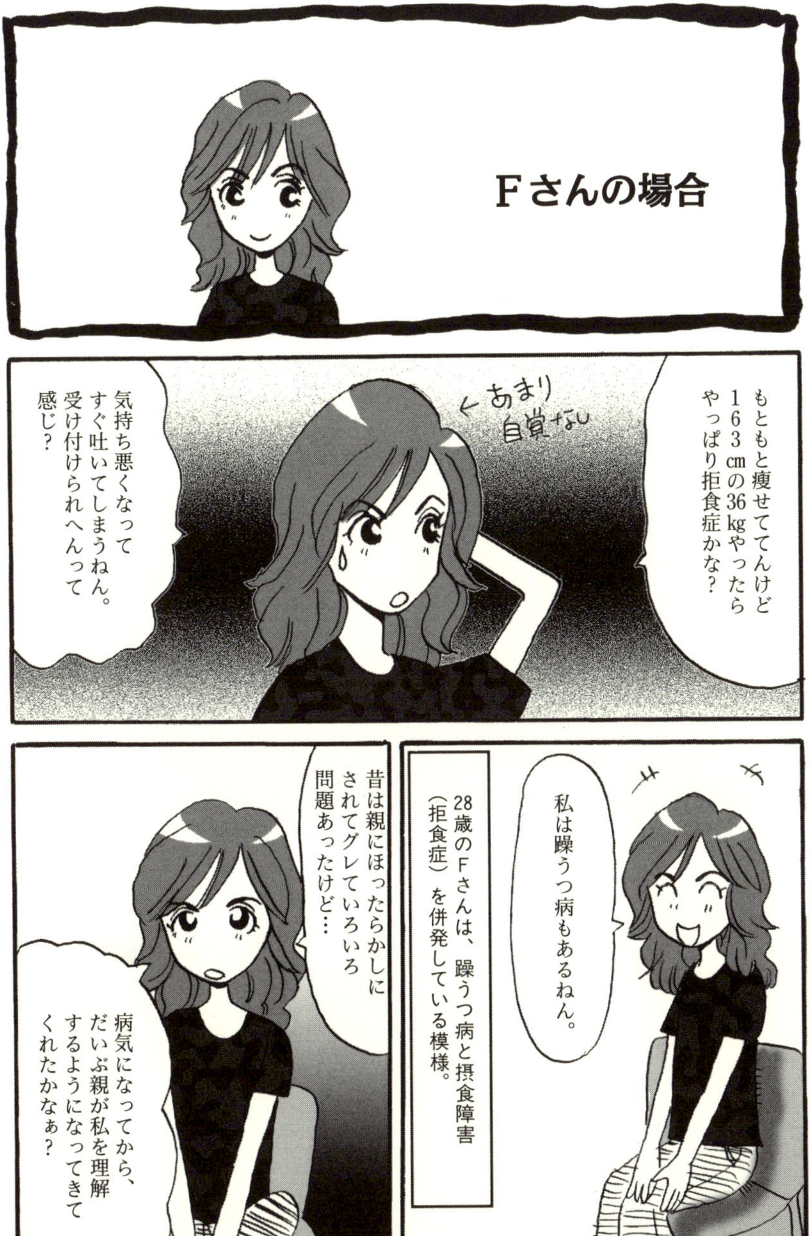
Fさんの場合
もともと痩せててんけど 163cmの36kgやったら やっぱり拒食症かな？
←あまり自覚なし
気持ち悪くなって すぐ吐いてしまうねん。受け付けられへんって 感じ？
私は躁うつ病もあるねん。
28歳のFさんは、躁うつ病と摂食障害（拒食症）を併発している模様。
昔は親にほったらかしにされてグレていろいろ問題あったけど…
病気になってから、だいぶ親が私を理解するようになってきてくれたかなぁ？

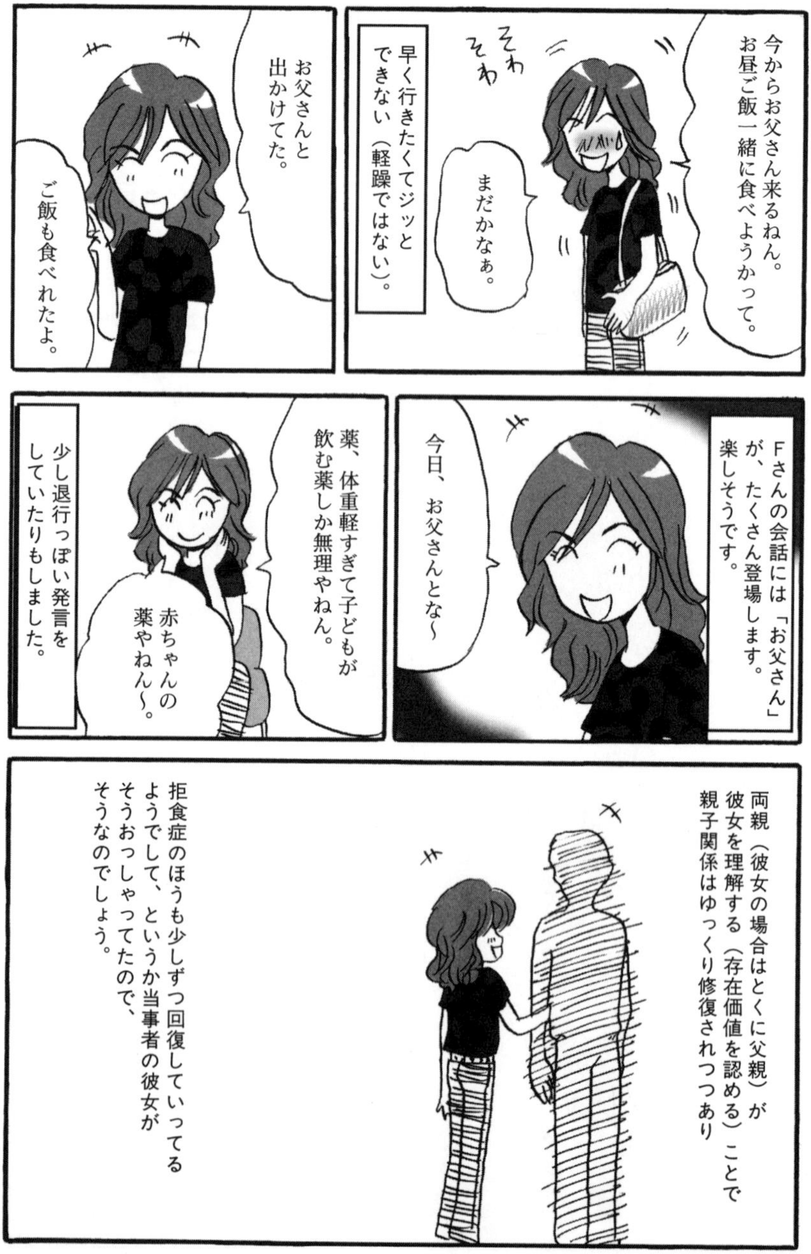
今からお父さん来るねん。お昼ご飯一緒に食べようかって。
そわそわ
まだかなぁ。
早く行きたくてジッとできない（軽躁ではない）。
お父さんと出かけてた。
ご飯も食べれたよ。
Fさんの会話には「お父さん」が、たくさん登場します。楽しそうです。
今日、お父さんとな～
薬、体重軽すぎて子どもが飲む薬しか無理やねん。
赤ちゃんの薬やねん～。
少し退行っぽい発言をしていたりもしました。
両親（彼女の場合はとくに父親）が彼女を理解する（存在価値を認める）ことで親子関係はゆっくり修復されつつあり
拒食症のほうも少しずつ回復していってるようでして、というか当事者の彼女がそうおっしゃってたので、そうなのでしょう。

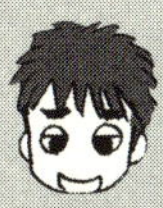

精神科医
西側先生のコメント

ここで症例を2つあげてみましょう。

●症例1

両親に大事に育てられた一人娘。父親は家を空けることが多く、家族の事には無関心。母親は完璧主義で娘への干渉がひどく、門限はもちろん厳しく、携帯のメールまでチェックする始末。彼女は家にいても自分を評価してもらえず、自分でも何をしたらいいのかわからず、もがけばもがくほど陥る泥沼のような日々。母親のコントロールという攻撃に対して彼女がとった行動は「キレて」暴れることと、リストカット。少し切ってみたら気分がすっとして、おまけに母親は大慌て。小言もなくなり急にやさしくなってくれた。やったーー！　攻守逆転！　一石二鳥！　でもいったん切り始めたらなかなかそこから抜け出せず、すっきりするのは一瞬だけ。手首はもうずたぼろで止めたいのに止められない。どうしようもなくなって両親に連れられて当院外来を受診した。

●症例2

会社を経営する立派な父親に家をしっかり守る良妻賢母の母親。4人姉弟の長姉で子どもの頃はいつも妹・弟のために我慢させられて育った。両親の娘への評価は「言うことをよく聞く素直な子」。父親の言うことはワンマンですごく恩着せがましいが、いちいちもっともなので反論できない。母親はその父に逆らったことなど一度もなく自分の気持ちも母親には打ち明けられない。「母はどこか遠く、味方になってもらえそうもない存在」。25歳になった頃から食べられなくなりどんどん痩せていくが、一向に食べられない。でもそれは口でも現実の生き方でもかなわないりっぱな両親への、秘かな心の中の抵抗であると言えなくもない。両親にしてみたらあんなにいい子がこんなに食べられないのは一大事。体重もどんどん減ってきた。ということで両親に連れられて当院外来受診。受診時身長163㎝体重35㎏。

この2つの症例は実際の症例に少し脚色を加えていますが、ほんとによくありがちなケースです。共通するのは家族関係の歪《ゆが》み。家庭が、家庭としての機能を呈していません。どちらも入院をしていただきましたが、1つ目のケースは母親への説明というか説教をくり返しました。もっと娘を信頼して自由にさせてあげてくださいと何度も家族面談をするうちに、少しずつ症状はましになってきました。2つ目のケースは本人をとりあえず両親から切り離し、面会も制限。診察を何度かしていくうちに、両親というのはりっぱだけれども実はうざいと以前から思っていた、という話が出来るようになり、そうしたら少しずつ食べられるようになってきました。2カ月程度の入院で彼女はかなり回復したのですが、幸い彼女にはボディーイメージの歪みが比較的軽かったので助かりました。もしボディーイメージの歪みや、「食べることは罪悪」というような気持ちが強ければもっと手こずっていたでしょう。

この2つの症例には家庭の環境が強く影響しています。実際それを改善しないと根本的な治療にならないことも多々あります。両親を説得して距離を置いてもらっても結局本人のほうから親に近づいて行き、もとの木阿弥《もくあみ》になることも何度かありました。

この2つの症例ほどではないにしろ、家庭環境は少なからず病状に影響しています。子どもだけを変えるのではなく自分たちも含めて環境・関係を変えることが必要です。

リストカット症候群や摂食障害について考えてみよう〈その2〉

大事なのは、心の問題「不満や欲求」をまず言葉として吐き出させることだと思います。お薬がどーとか以前で、まずそこからスタートでは？　お薬は「手助け」です。うつ状態を伴えば（もしくはうつ病を持っていれば）もちろん抗うつ薬や抗不安薬は必要なので、これはしっかり服用しましょう。お薬の副作用で太っちゃう場合があるし、特に摂食障害患者さんの場合それじゃ気になりますよね。それではますます悪循環、体重増の副作用があるお薬はなるべく出してもらわず（しっかり医師に訊きましょう）手助けしてもらいましょう。抗不安薬は太らないものが多いので、気にせず服用しましょう。イライラや不安が襲ってきて、切る行動に出る前や、食べ物に走る前にちょいと飲んで気を落ち着かせることもできると思います。

薬なんか飲んだって効かない、切る時は切るし！と思われる方もいらっしゃると思いますが、そりゃそうです。私も昔はそうでした。特にメジャー（抗精神病薬）とか服用した時は逆に荒れてしまう一方の時もありましたから。でもそれは切ること、食に走ること自体安定剤になってしまっていたからで、まずここから抜け出さないといけないんじゃないかとも思います。

で、その抜け出し方ですが、気持ちを言葉として吐き出すという作業は、相手が必要だということで、臨床心理士や精神科医に手助けしてもらいましょう。でもこれは相性が悪ければ悪循環になるだけなので、気の合った専門家を選びましょう。

また、まだまだご両親とやり直せる環境がある方は、頑張って思い切って今ある気持ちを言葉にして吐き出しましょう。受け止めてもらいましょう（もしくは勇気を振り絞ってぶつかってみましょう）。「切って」「食べて吐いて拒否って」のほうが大問題、なぜなら体に悪影響するからです。今の自分を甘えてるなんて責めないでください。むしろその逆で大事な時に甘えきれなかったからこそ、自分の気持ちを抑え込むようになってしまってリストカット症候群や摂食障害という心の病として、表にあらわれてしまったと思うのです。ご両親とやり直せない環境の方は「そんな今の自分」を吐き出す場所、受け止めてくれる場所を見つけましょう。どこかに必ずあるはずです（あ、ホストクラブとかゆーのはナシですよ。笑）。居場所がないから、切ることや食べ物で自分の本当の気持ちをごまかすんです。そんなの出来たら苦労してない、と言われるかもしれませんが、でもそこから始めないと、この病の回復は難しいと思います。

人というのは不思議なもので、何かに（誰かに）「認められる（甘えられる）」ことによって自分の存在価値の自覚が生まれてくるものなので、「認められる（甘えられる）」ことで「こんな自分でもいいんだ！」と実感し、そして「よっしゃ、んじゃ頑張ろ〜」ってな感じで両病は回復していくものだと思ってます。「切って」「食べて吐いて拒否って」表現したって、現実はオロオロされるか「ふ〜ん」なだけで、結局自分が悲しい思いをするだけで、何も解決はしてくれないのです。待っているのは「またやってしまった情けない自分」ただそれだけ、ヘタすりゃうつ状態、自ら自己評価を下げることをやり続け、そして「こんな自分……」と嘆いてるんです。「こんな自分」こそが「本当の自分」なんです。「ダメな自分」で全然いいと思います。自分自身を認めてあげましょう。

一気にじゃなくていいんです。「切って」「食べて吐いて拒否って」の表現はなるべくもうやめて「言葉」として表現していきましょう。少しずつ少しずつ言葉として転換する（吐き出す）ことによって、たまっていた不満や欲求も緩和され「なんだ結構言えるんじゃないか自分」となり「言える自分できる自分」と自信につながり、いつの間にかしっかり言葉として表現（言語化）でき、気がつけば「切って」「食べて吐いて拒否る自分」はいなくなることと思います。

とっても苦しい作業だし時間もかかると思いますが、もっとご自分と向き合ってその自分を受け入れてあげてください。言葉として表現できないから「切って」「食べて吐いて拒否って」本当の自分の気持ちをごまかすんです。自分をリストカット症候群や摂食障害から守ることができるのは、実は最終的決め手はご自分です。どうか自分自身を助けてあげてください。

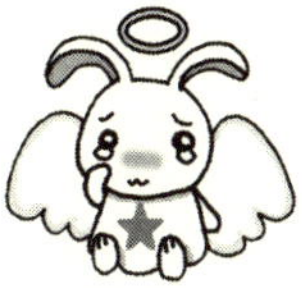

ご家族、身近な方々へ

大事なお子さんや恋人がリストカットしてたり摂食障害になったら、そりゃ心配しますよね。特にカッティングや拒食などはヘタすれば死に至る行為ですもの、オロオロしますよね。でもオロオロや心配は誰にだってできます。大事なことはオロオロ心配することではなくて、しっかり構えて支え続けて（支持して）あげることだと思います。これが愛情というものだと思います。不満があるから「切る」ことや「食」にしがみつくんです。どうか当事者さんの話、心の声に耳を傾けてあげてください。頭ごなしに抑え込んでいませんでしょうか？　もしもそうだとすれば、頭ごなしに抑え込むのはやめてあげてください。それでは言いたいことも言えなくなってしまいます。

実は私の息子も小学生の頃、私が抑えつけていたぶん不安定な時期もあって、過食傾向になった頃がありまして、今思うと食べることで安定させていたように思います（吐くまで食べた時もありました）。これでは本当に何かの病気になってしまうと密かに焦り、今まで抑えつけていたぶん発散させ、とにかくほめてのばすことを心がけてみた結果、現在はある程度言葉にして言えるようになって、親に言えるようになると他人にも我慢せず言えるようになったようです（昔はいじめられても何も言えない子だったのです）。そんなに食べ物にも執着しなくなり、普通によく食べる男の子、という感じになって体重管理も自らやるようになったりして、結構変化ありました。今でもおっとりしてますが（笑）。今でも印象に残ってる言葉はいじめにあってた時、「お父さんは言い返せやり返せって言うけど、俺には言えない、出来ない」でした。その時は「そーやな、出来ないこともあるよな、んじゃ自分のやり方でやってみてどうしてもあかんかったら、そんときは必ず助けるから」と答えました。父親（ダンナ）の言葉も、子どもにとってはかなり負担だったこともよくわかりました。親は無意識のうちに「あーしろこーしろ」と子どもを抑え込むものですね。中学生になってから順調に反抗期に突入したようで、よく父親（ダンナ）とケンカするようになってきたので、近い将来、殴り合いもありかも……とストッパー役の私としては内心トホホという感じですが、まぁ今はなんとか彼なりにやっているようです。

話が脱線しましたが元に戻しまして、そんなわけで当事者さんの心の葛藤が言葉として吐き出されるようになってきたら、特に支える側が親の場合には「甘え（退行）」がドンドン出てくるものです（そりゃ人間、甘える所があれば、気持ちいいし、どっぷり甘えたいものです）。そしてある程度は「甘え（退行）」させてあげなければいけないと思います。甘えること、認めてもらえることにより、自分の存在価値への自覚が出てくるからです。

私の思う「甘えさせる」という意味は「愛情＝支持し続けること」なので、「だって！でも！」という言葉や甘え（退行）があまりにひどく出る状況になるようでしたら、それは甘えの許容範囲を超えている（ここんところはすごく難しいんですが）ということで、ここは一線引いてスルーする（あまり構わないようにする）必要もあります。なぜなら「甘え（退行）」の底なし沼から脱出できなくなるからです。

「欲求（甘え・退行）」なんかは、先ほども伝えたように、人間、底なし沼のようにありますので「こんな病になってかわいそうに」と同情（悲観）し、それにすべて応えていてもキリがありません。お互い傷ついて逆に支える側も負担になってしまう可能性だってあります（これが共依存）。なので「切って」「食べて吐いて拒否る」行動に出ても、オロオロせずに見守りつつもしっかり構えててください。縫うほど切られちゃ、そりゃオロオロして当たり前だと思いますが、そこはふんばって冷静でいてください。逃げずに見守り続けてください、これが支える側の役割だと思います。

リストカット症候群や摂食障害はすぐには治りません。時間をかけて回復するものです。

入院させたら治るんじゃないか？と考えているご家族の方、そんなものすぐに治るわけじゃないんです。「やめろ」とか「切るな」とか「食え」とか「吐くな」とか「食べるな」とか言われたって不満や欲求を満たされないからしてしまうこともあるわけで、当事者が一番悩んで苦しんでるんです。そんな言葉を言ってもよけい拍車がかかるだけだし言うだけムダです。

「切る」「食べて吐いて拒否る」行動から言語化できる（「言葉」として表現できる）ようになるまで時間はかかりますが、この病は自己評価の低い方が多いので、ご家族の方や恋人さんは長所を見つけてあげて愛情注いでドンドンほめてあげてください。ここが治療のポイントだと思います。ほめて認めてもらえることで、気持ちが癒され、受け入れられていると確信できるようになれば自信（自己価値感）も少しずつ出てきて、病から回復しようとする決意もきっと育ってくると思うので「私たちがなんとかしなければ」と過干渉気味に出しゃばるんじゃなく当事者さんの「回復しようという意志」を育ててあげてください。そして支持し続けてください。

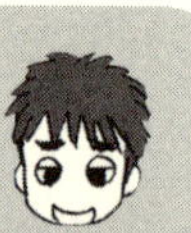

精神科医
西側先生のコメント

リストカットも摂食障害も、治療は基本的には人格の成長です。長い年月がかかります。ある先生が言っておられました。「治療というよりは、限りなく子育てに近い」。まったくその通りだと思います。

治るとはどういうことでしょうか？　とりあえず切らなくなる、とりあえず食べるというのでは、またすぐに切ったり食べなくなるのが目に見えています。「何事にも積極的な子ども」「生き生きとした生命力にあふれる子ども」「しっかり食べてよく笑う楽しい子ども」「普通の社会生活・集団生活を送れる子ども」に戻ってほしいと、どのご両親も本人もそう思っているはずです。ならば、手を離しましょう。じっと見守るというのは実はつらいことですが、子どもが1歳になって立ち上がるときに全部手を出してはいなかったはずです。

さらに、こういった病気に悩んでおられる方々は実は非常に多いということを知ってください。113ページにあげた自助グループというのは実はそういった集まりです。

アルコール依存症など同じ悩みを抱えている人たちが一堂に会して、自らの問題を率直に語りあい、傾聴しあいお互いに励ましたり癒されることによって問題を解決していこうという集まりを「自助グループ（Self Help Group）」といいます。アルコールや薬物だけでなくリストカットや摂食障害にも非常に有効であることが知られています。アルコールに関する自助グループを通称「断酒会」といい、日本全国各地で開催されています。その他の自助グループも最近多く開催されていますので、インターネットなどで調べるとよいでしょう。共通のルールとして「話しっぱなし、聞きっぱなし（意見の押し付けはしない）。そこで聞いたことは他所《よそ》では絶対に話さない」というのが原則です。悩んでいるのは自分だけではないという安心感、それと人はみな自分のことは見えなくても他人の非はよく見えるものです。他の会員の方の告白を聞いていて「そりゃだめでしょ、そんなことしてたら」などと心の中でつっこみを入れて聞いているうちに「えっそれって私と同じじゃないの！」「あ、そうか、そんなだめなことを自分もしてたんだ」と気づくことになります。すなわち自然な認知療法とも言えるでしょう。

リストカットや食べ吐きをしばらくしないでいたのに、突然思い出したようにまたやってしまうことがあります。アルコールの場合はこれを「スリップ」と呼んでいますが、そんなときご家族は落胆する気持ちをぐっとこらえて「今回はだいぶ長い間コントロールできたねえ、次また頑張ろうね」と新たな目標に切り替えることが大切です。治療は先ほども述べたように長丁場ですから、いろんなことが起こるかもしれませんが、根気よく続けることが大事です。

　叱ったり褒《ほ》めたり一緒に喜んだり一緒に悲しんだり、そして距離をあけて成長するのを見守ったり、……。これはまさに治療という名の子育てと言えるのではないでしょうか。

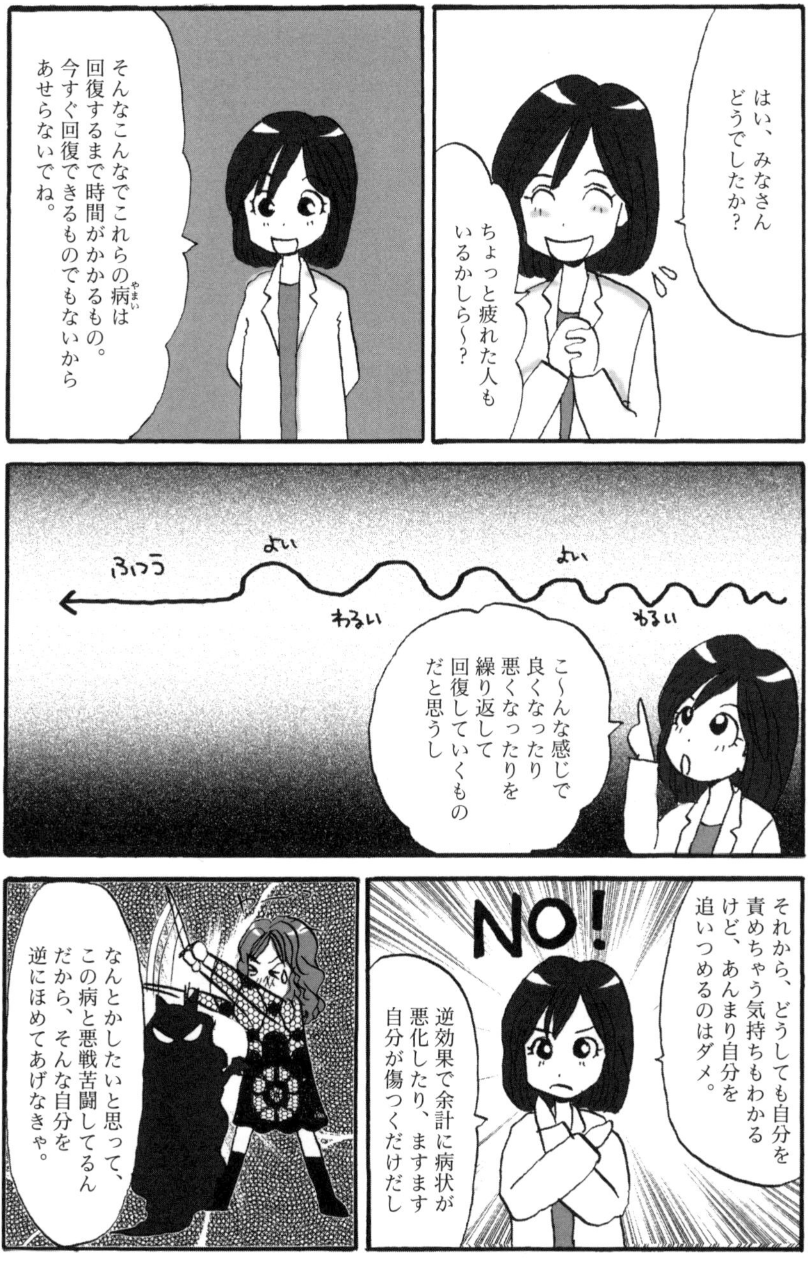
はい、みなさん どうでしたか？
ちょっと疲れた人も いるかしら〜？
そんなこんなでこれらの病《やまい》は 回復するまで時間がかかるもの。 今すぐ回復できるものでもないから あせらないでね。
ふつう
よい
わるい
よい
わるい
こ〜んな感じで 良くなったり 悪くなったりを 繰り返して 回復していくもの だと思うし
それから、どうしても自分を 責めちゃう気持ちもわかる けど、あんまり自分を 追いつめるのはダメ。
NO!
逆効果で余計に病状が 悪化したり、ますます 自分が傷つくだけだし
なんとかしたいと思って、 この病と悪戦苦闘してるん だから、そんな自分を 逆にほめてあげなきゃ。

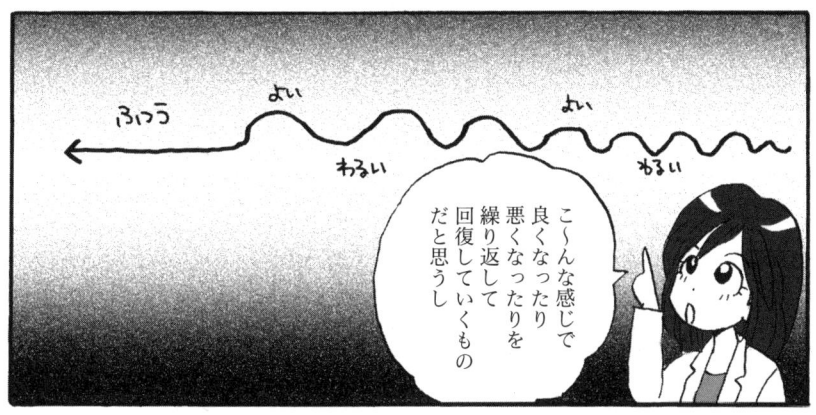

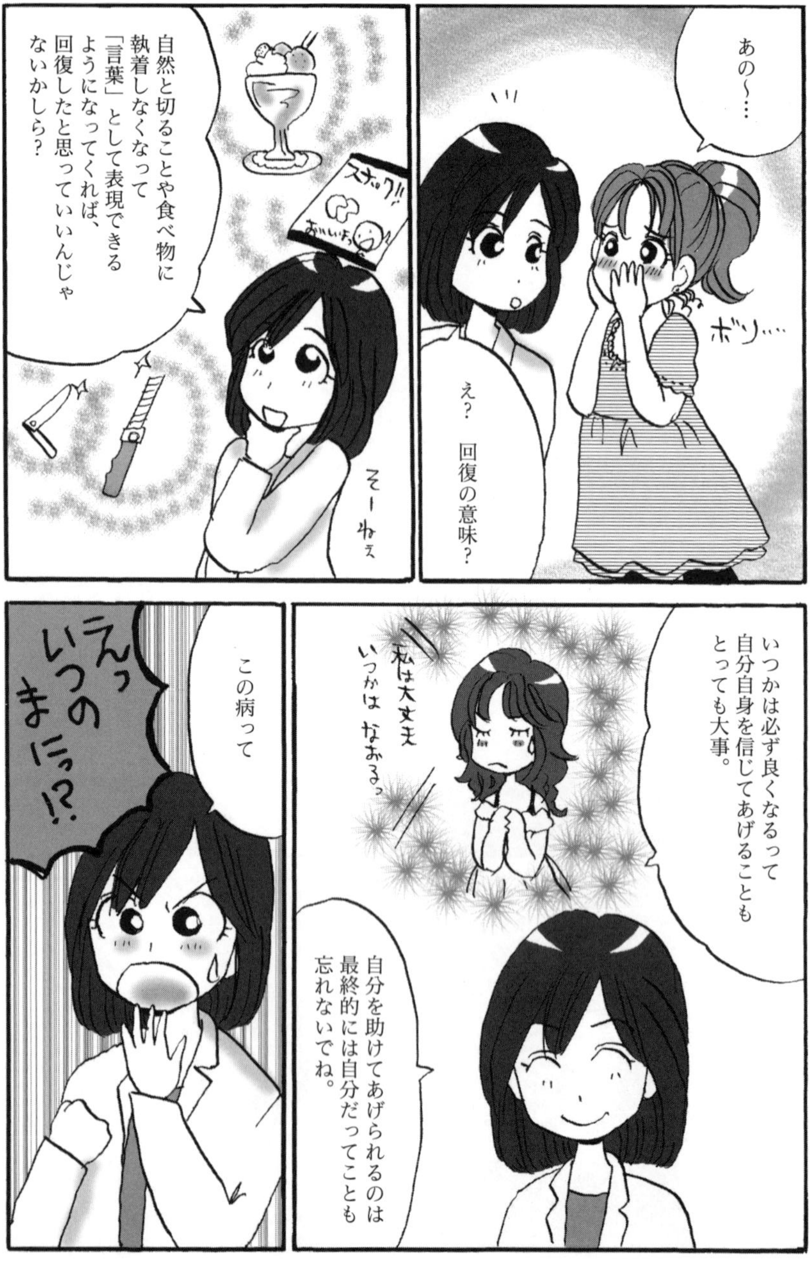
あの〜……
ボリ…
え？　回復の意味？
スナック!!
おいしいよっ
自然と切ることや食べ物に執着しなくなって「言葉」として表現できるようになってくれれば、回復したと思っていいんじゃないかしら？
そーねぇ
いつかは必ず良くなるって自分自身を信じてあげることもとっても大事。
私は大丈夫 いつかは なおるっ
自分を助けてあげられるのは最終的には自分だってことも忘れないでね。
この病って
うんっ いつのまにっ!?

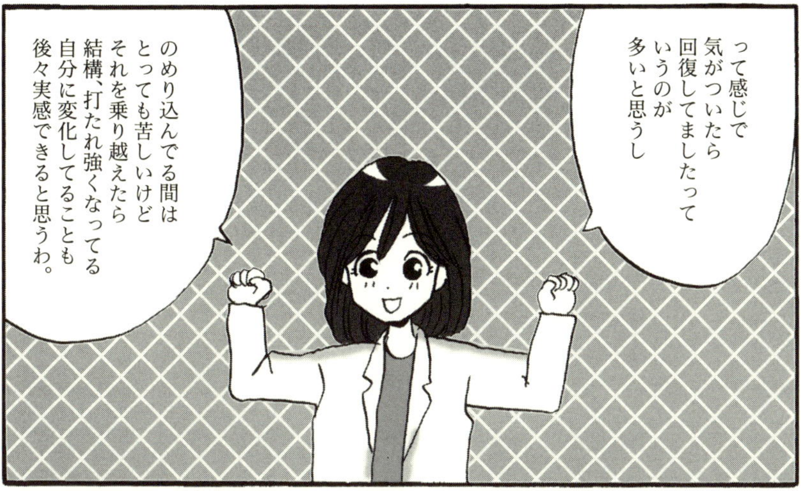
って感じで気がついたら回復してましたっていうのが多いと思うし
のめり込んでる間はとっても苦しいけどそれを乗り越えたら結構、打たれ強くなってる自分に変化してることも後々実感できると思うわ。

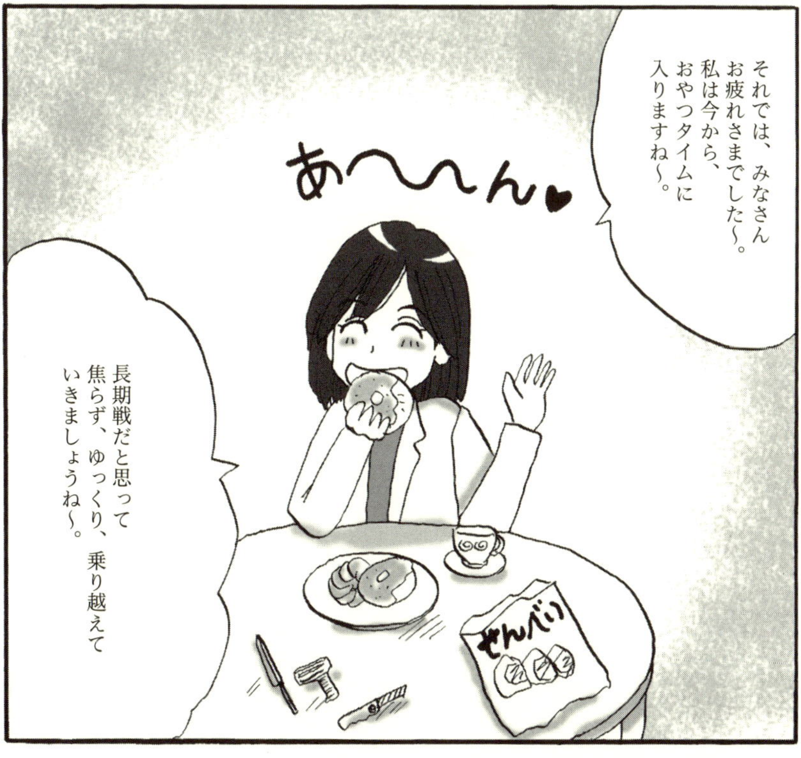
それでは、みなさんお疲れさまでした〜。私は今から、おやつタイムに入りますね〜。
あ〜ん♥
長期戦だと思って焦らず、ゆっくり、乗り越えていきましょうね〜。
せんべい

おまけ

ありのおはなし

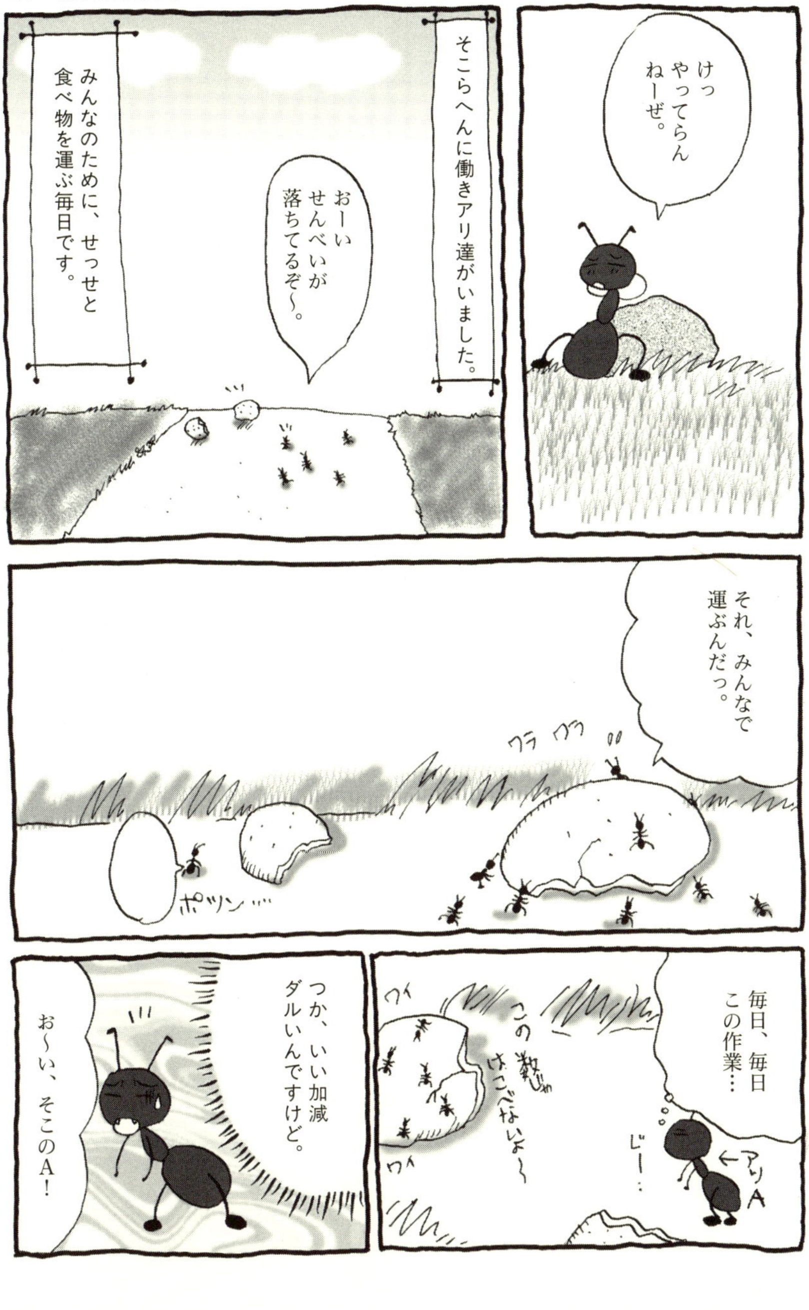
けっ
やってらん
ねーぜ。
そこらへんに働きアリ達がいました。
おーい
せんべいが
落ちてるぞ〜。
みんなのために、せっせと
食べ物を運ぶ毎日です。
それ、みんなで
運ぶんだっ。
ワラ ワラ
ポツン
毎日、毎日
この作業…
この数じゃ
はこべないよ〜
ワイ
ワイ
← アリA
じー…
つか、いい加減
ダルいんですけど。
お〜い、そこのA！

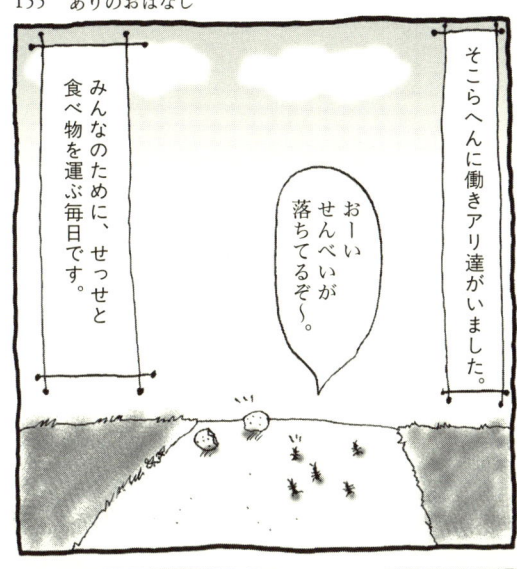

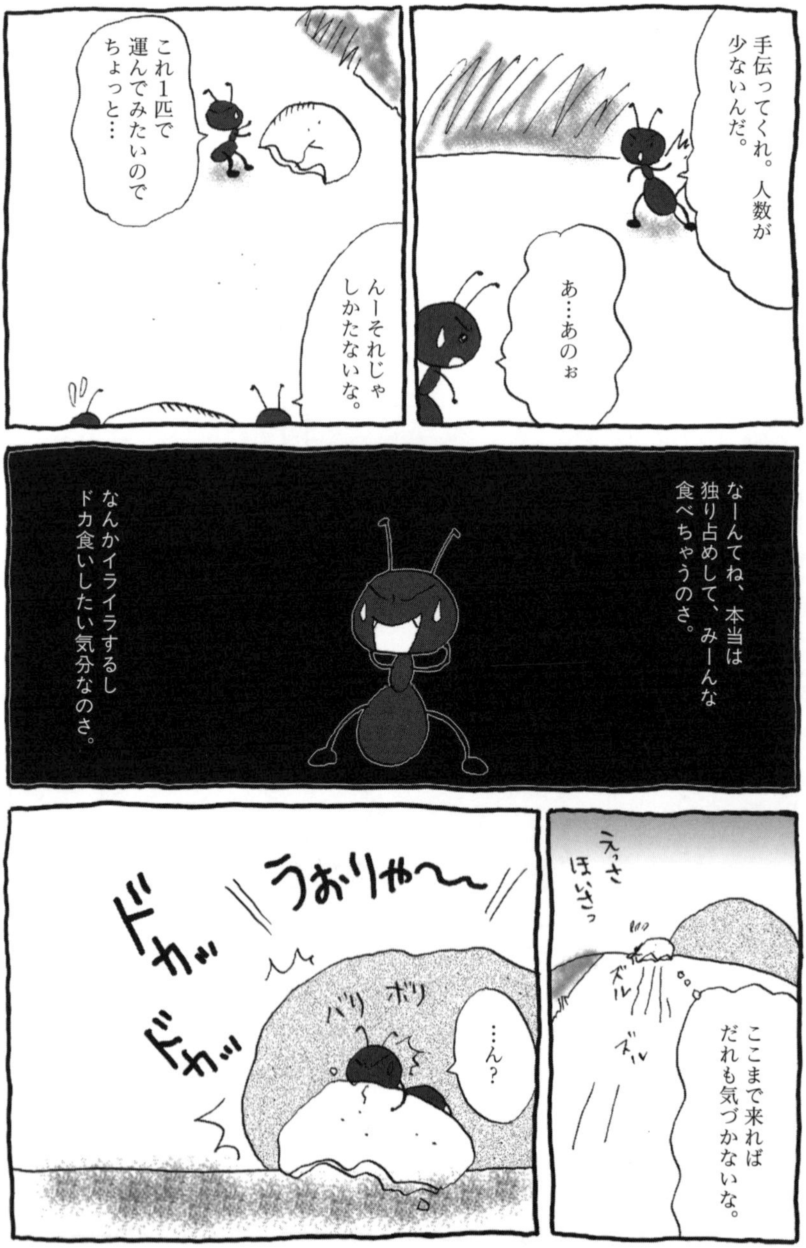
手伝ってくれ。人数が少ないんだ。
あ…あのぉ
これ1匹で運んでみたいのでちょっと…
んーそれじゃしかたないな。
なーんてね、本当は独り占めして、みーんな食べちゃうのさ。
なんかイライラするしドカ食いしたい気分なのさ。
えっさ ほいさっ
ズル
ズル
ここまで来ればだれも気づかないな。
うおりゃ〜〜
ドカッ
ドカッ
バリ ボリ
…ん?

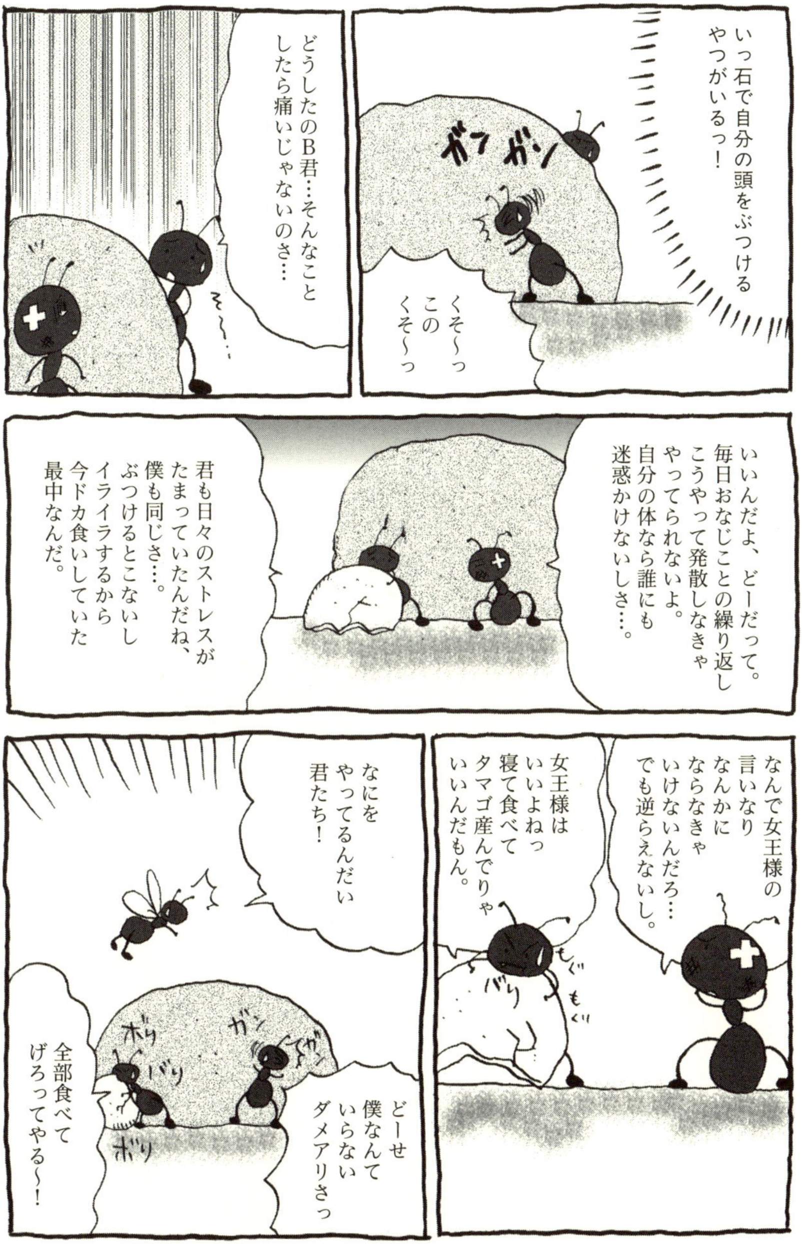
いっ石で自分の頭をぶつけるやつがいるっ!
ガツガツン
くそ～っ このくそ～っ
どうしたのB君…そんなことしたら痛いじゃないのさ…
いいんだよ、どーだって。毎日おなじことの繰り返しこうやって発散しなきゃやってられないよ。自分の体なら誰にも迷惑かけないしさ…。
君も日々のストレスがたまっていたんだね、僕も同じさ…。ぶつけるとこないしイライラするから今ドカ食いしていた最中なんだ。
なんで女王様の言いなりなんかにならなきゃいけないんだろ…でも逆らえないし。
女王様はいいよねっ寝て食べてタマゴ産んでりゃいいんだもん。
もぐもぐ
バリ
なにをやってるんだい君たち!
ガツ
ガツン
ボリ
バリ
ボリ
どーせ僕なんていらないダメアリさっ
全部食べてげろってやる～!

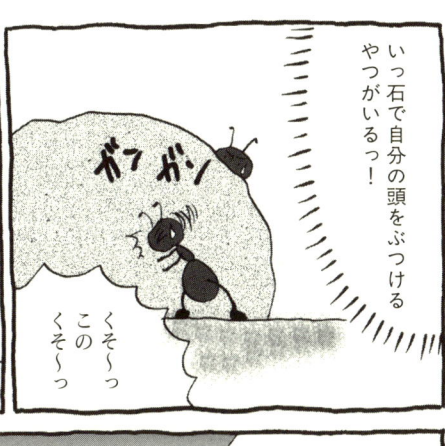

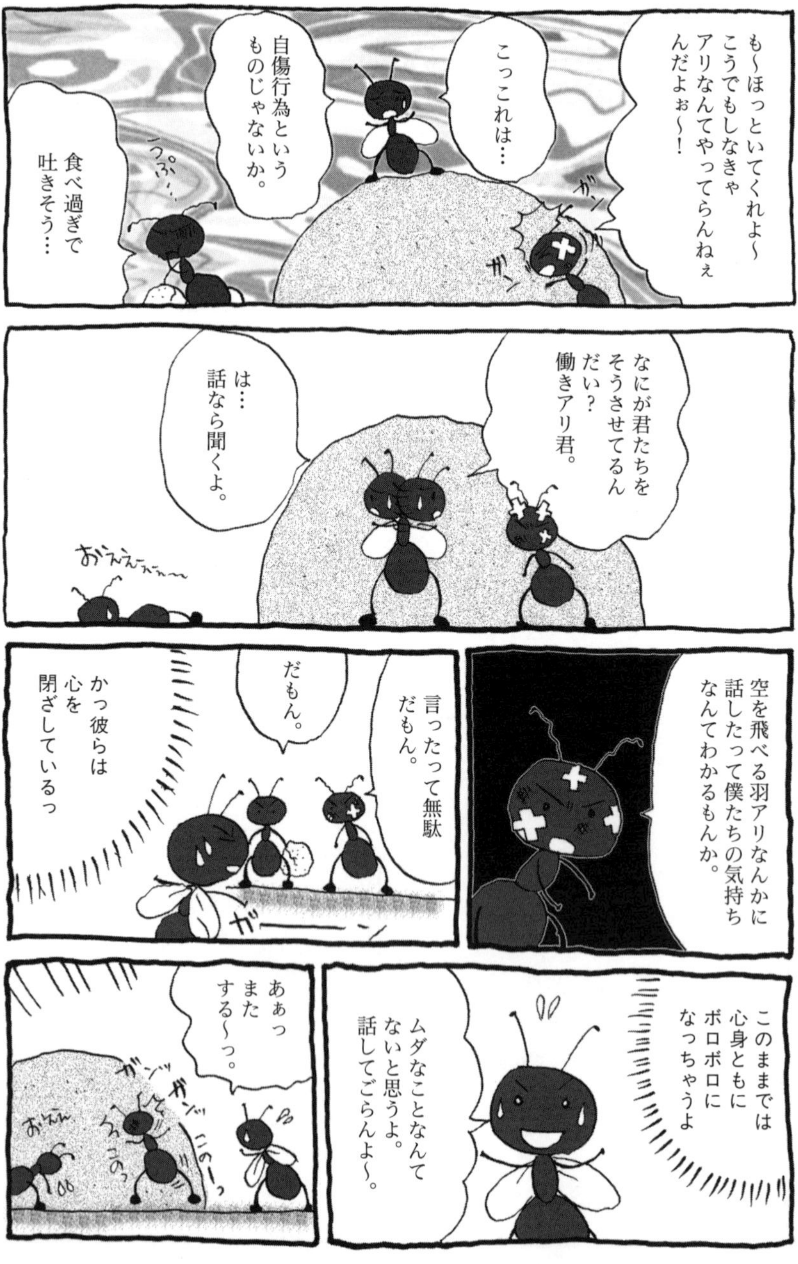
も〜ほっといてくれよ〜 こうでもしなきゃ アリなんてやってらんねぇんだよぉ〜!
ガン
ガン
こっこれは…
自傷行為というものじゃないか。
うっぷ…
食べ過ぎで吐きそう…
なにが君たちをそうさせてるんだい? 働きアリ君。
は… 話なら聞くよ。
空を飛べる羽アリなんかに話したって僕たちの気持ちなんてわかるもんか。
言ったって無駄だもん。
だもん。
かっ彼らは心を閉ざしているっ
ガーーン
このままでは心身ともにボロボロになっちゃうよ
ムダなことなんてないと思うよ。話してごらんよ〜。
あぁっ また する〜っ。
ガンッ
ガンッ
このっ
このーっ

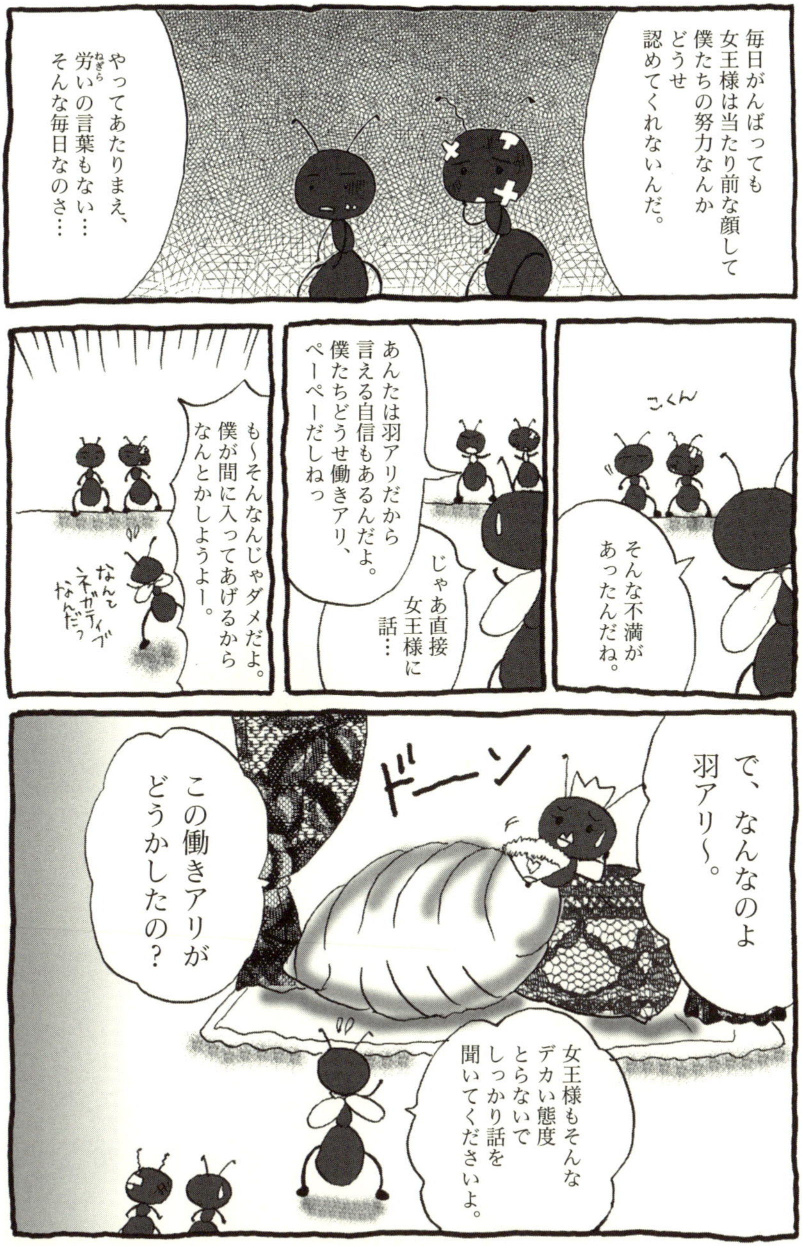
毎日がんばっても
女王様は当たり前な顔して
僕たちの努力なんか
どうせ
認めてくれないんだ。
やってあたりまえ、
労《ねぎら》いの言葉もない…
そんな毎日なのさ…
ごくん
そんな不満が
あったんだね。
あんたは羽アリだから
言える自信もあるんだよ。
僕たちどうせ働きアリ、
ぺーぺーだしねっ
じゃあ直接
女王様に
話…
も～そんなんじゃダメだよ。
僕が間に入ってあげるから
なんとかしようよー。
なんて
ネガティブ
なんだっ
で、なんなのよ
羽アリ～。
ドーン
この働きアリが
どうかしたの？
女王様もそんな
デカい態度
とらないで
しっかり話を
聞いてくださいよ。

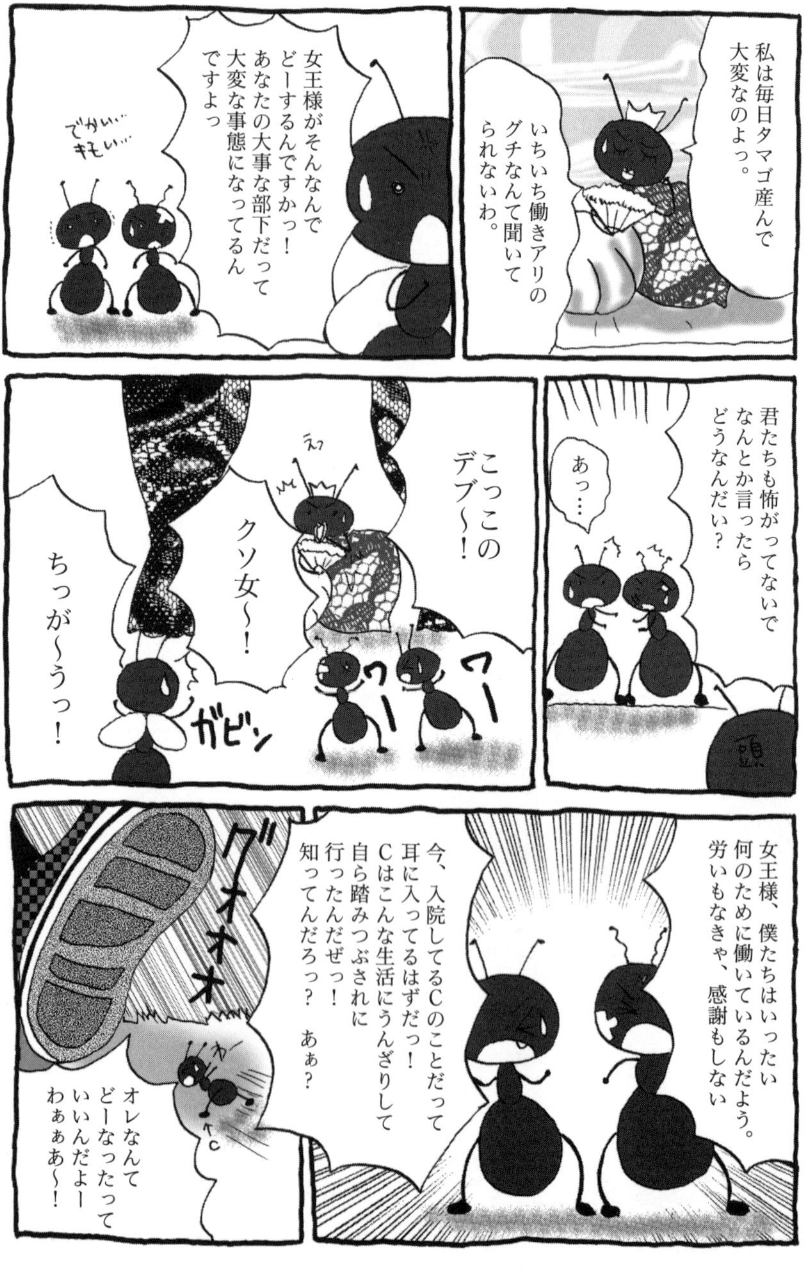

私は毎日タマゴ産んで大変なのよっ。
いちいち働きアリのグチなんて聞いてられないわ。
女王様がそんなんでどーするんですかっ！あなたの大事な部下だって大変な事態になってるんですよっ
でかい… キモい…
君たちも怖がってないでなんとか言ったらどうなんだい？
あっ……
こっこのデブ〜！
クソ女〜！
ちっが〜うっ！
ワー
ワー
ガビン
女王様、僕たちはいったい何のために働いているんだよう。労いもなきゃ、感謝もしない
今、入院してるCのことだって耳に入ってるはずだっ！Cはこんな生活にうんざりして自ら踏みつぶされに行ったんだぜっ！知ってんだろっ？
あぁ？
グオオオ
オレなんてどーなったっていいんだよーわぁぁあ〜！
C

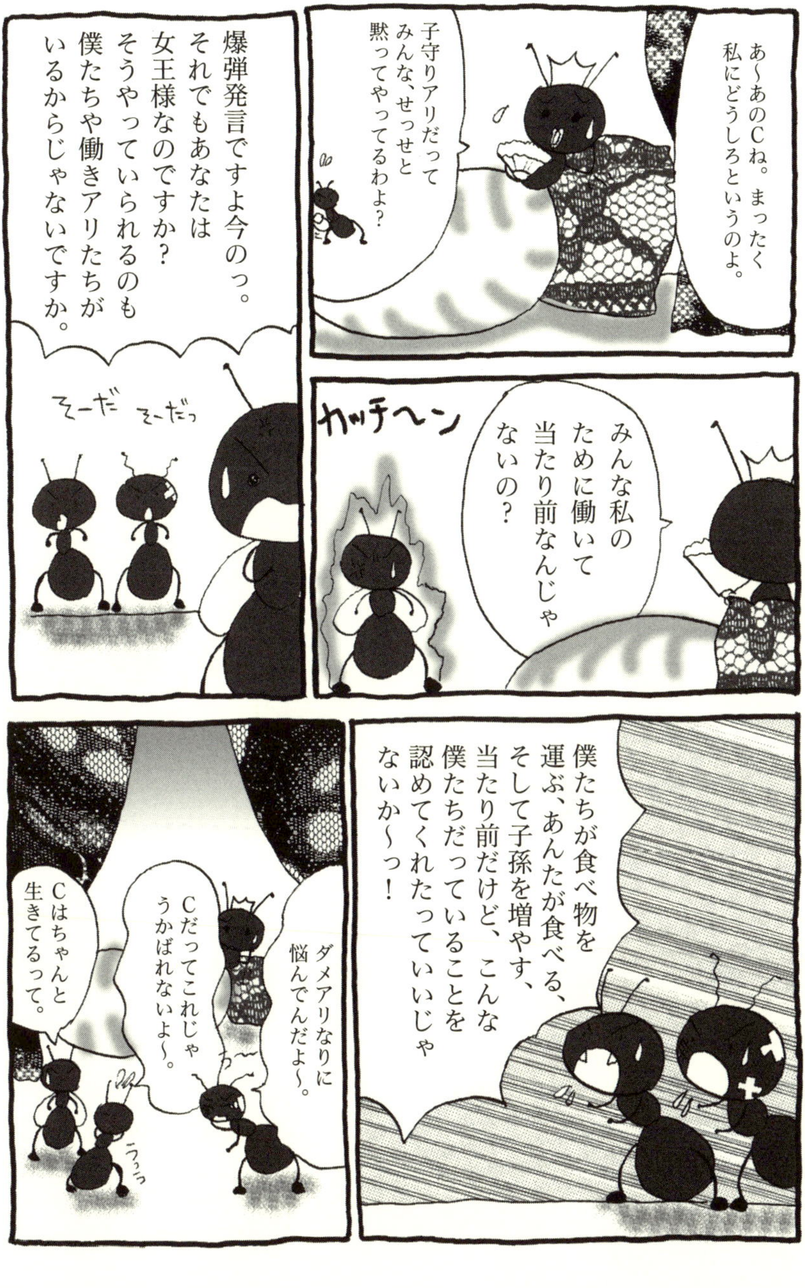
あ〜あのCね。まったく私にどうしろというのよ。
子守りアリだってみんな、せっせと黙ってやってるわよ？
みんな私のために働いて当たり前なんじゃないの？
爆弾発言ですよ今のっ。それでもあなたは女王様なのですか？そうやっていられるのも僕たちや働きアリたちがいるからじゃないですか。
そーだ　そーだっ
僕たちが食べ物を運ぶ、あんたが食べる、そして子孫を増やす、当たり前だけど、こんな僕たちだっていることを認めてくれたっていいじゃないか〜っ！
ダメアリなりに悩んでんだよ〜。
Cだってこれじゃうかばれないよ〜。
Cはちゃんと生きてるって。

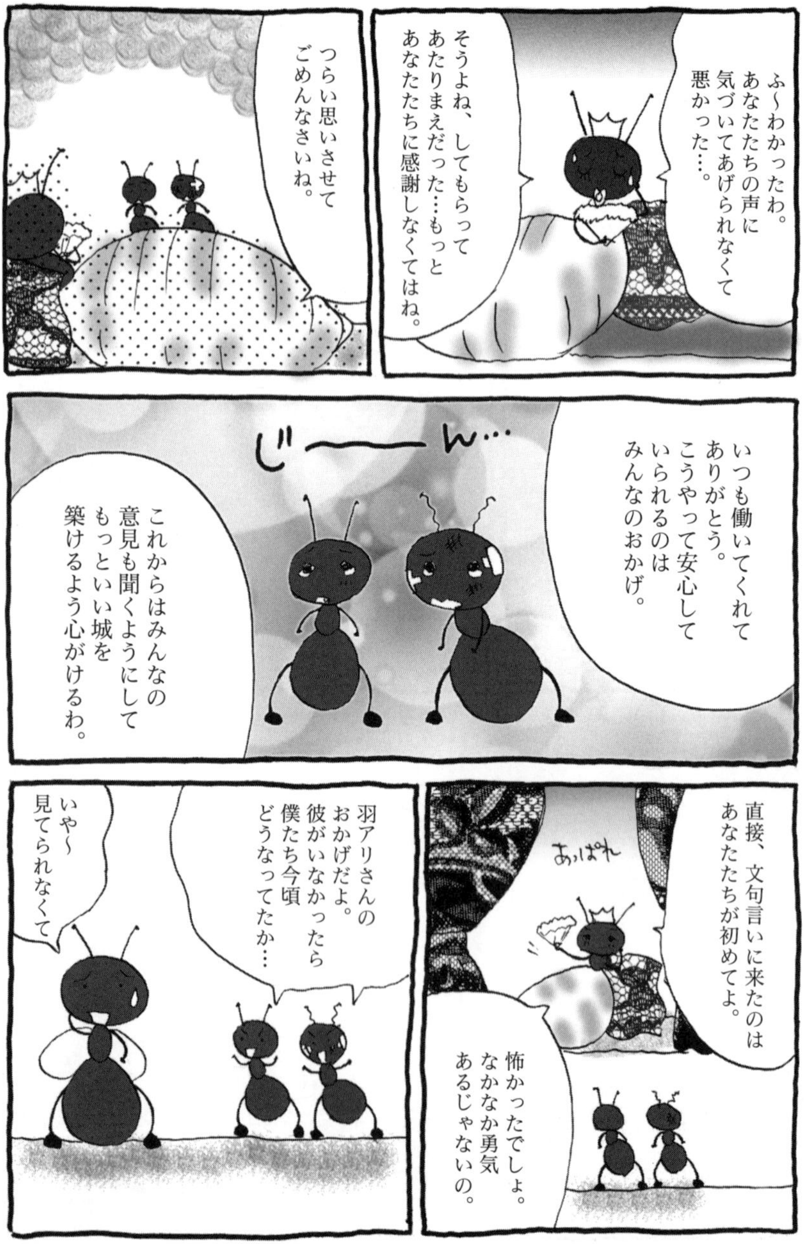
ふ～わかったわ。
あなたたちの声に
気づいてあげられなくて
悪かった…。
そうよね、してもらって
あたりまえだった…もっと
あなたたちに感謝しなくてはね。
つらい思いさせて
ごめんなさいね。
いつも働いてくれて
ありがとう。
こうやって安心して
いられるのは
みんなのおかげ。
じーーーん…
これからはみんなの
意見も聞くようにして
もっといい城を
築けるよう心がけるわ。
直接、文句言いに来たのは
あなたたちが初めてよ。
あっぱれ
怖かったでしょ。
なかなか勇気
あるじゃないの。
羽アリさんの
おかげだよ。
彼がいなかったら
僕たち今頃
どうなってたか…
いや～
見てられなくて

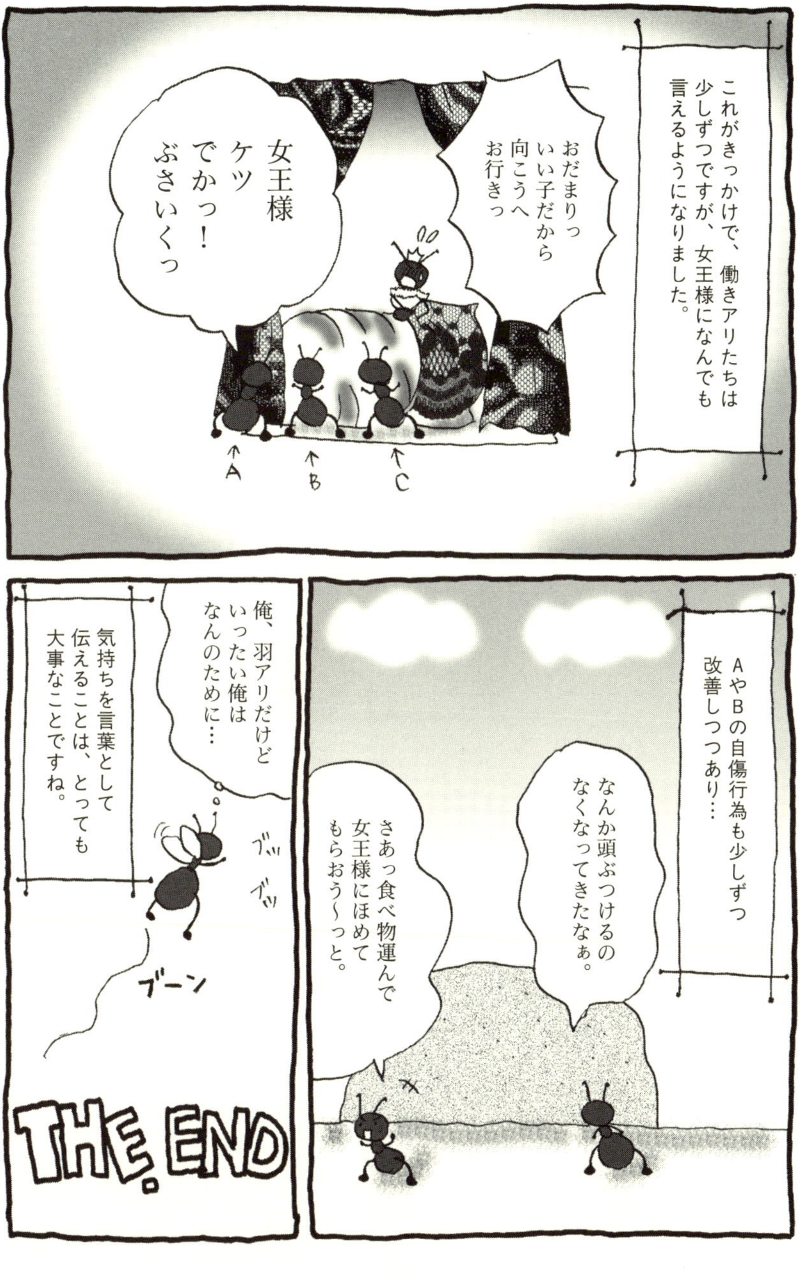
これがきっかけで、働きアリたちは少しずつですが、女王様になんでも言えるようになりました。
おだまりっ いい子だから 向こうへ お行きっ
女王様 ケツ でかっ！ ぶさいくっ
A
B
C
AやBの自傷行為も少しずつ改善しつつあり…
なんか頭ぶつけるの なくなってきたなぁ。
さあっ食べ物運んで 女王様にほめて もらおう〜っと。
俺、羽アリだけど いったい俺は なんのために…
気持ちを言葉として 伝えることは、とっても 大事なことですね。
ブッ ブッ
ブーン
THE END

あとがき

リストカット症候群中心の内容の本を出すということで、私だけの経験ではろくな本には出来ないので、皆様の協力を得るという形でチャレンジしてみました。いろんな方々からの協力もいただきまして大変助かりました。ご協力くださった方々ありがとうございます。そして大協力してくださいました、我が友、ゆみさん感謝しております。

今回で悟ったことは「人様の経験談を軽く描かせてもらう」つもりだったんですが、実際やってみて「自分のことは軽く描けても人のことは難しい、軽く描きづらい」ということでした。皆さん笑いながら話してくださいましたが、それぞれ病状・考えも違いますし、もしかして軽々しく描いてはいけないんではないかと、う〜ん（悩）と唸《うな》り悩みながらも結構貫きました（笑）。なので、実は10人以上の方々からいろんな気持ちや症状等を聞かせていただきましたが、すべて描くことはできませんでした。

最初は、カッティングシーン等は悪影響がでるかもしれないし描かないほうがいいのではないかと思いましたが、描かないことで想像が広がる恐れもあるためしっかり描いたほうがいいのではという意見もあり、難しいテーマなので悩みながら描きました。最終的には両刃の剣のような内容になっているので、目を通してくださった方に悪影響がでないよう、心から願っております。

今回もバックアップしてくださった我が主治医、西側充宏先生にもご多忙ななか毎回ご協力いただき心から大変感謝しております。ありがとうございます。今後ともよろしくお願い致します。

そして、毎回描く場を持たせてくださっている石澤雄司社長はじめ、私の暴走電話にもあまり動揺せずまったり構えてくださった編集担当桜岡さおりさん、ほか星和書店の皆様にも感謝しております。ありがとうございました。

そんな私は、だいぶ言語化できるようになったのでリストカット（カッティング）も治まりつつ、摂食障害も回復し、現在もちがう精神疾患で精神科へ通院中ですが、いつも通り「私は私」でマイペースでボチボチやっていきます。

焦るのが一番悪循環、みなさまも焦らずゆっくり回復していくことを祈っております。

こんな私でも回復できたのだから、きっと大丈夫、いつかは回復するよ～と皆様に伝えたいです。

それでは目を通してくださってありがとうございました！

追伸　遊び心も入れて、今回シールも付属させていただきました。
よろしければ皆様スケジュール帳などに貼ってやってください（笑）。

たなかみる

発刊に寄せて

西側　充宏

ついにたなかみるさんの3作目が出ました。当然ですが前2作品と比べてカッティングシーンが多くショッキングな内容かと思います。その分専門性が高いということも言えるのでお悩みの人には力になれると信じています。本文中にも書きましたが、この本は決してＨｏｗ　ｔｏ　カッティング本ではありません。決してまねをしないでください。あくまでやめることを主眼に書かれていることを御理解ください。リストカット、摂食障害などのアディクションはいったん踏み込むとなかなか抜けられない泥沼のような世界です。口で説明して止められるものならばそれまでに何度も止められたはずですし、悪いことだとは自分でもわかっているのです。ですから「こんなことばっかりやってちゃ駄目だ」と自分で気づくように仕向けること。それは人格的に成長することでもあり治療の基本はそこにあるのですが、実際はなかなかうまくいきません。「治療というよりは限りなく子育てに近い」ことを思い出し、親も子も変わっていく努力を続けてください。その先にはきっとすばらしいことが待っているはずです。末筆になりましたが、著者のたなかさんのめざましい回復とそれに至る努力に感謝しご協力いただいた方々へ深く感謝と敬意を表します。

■著者略歴■

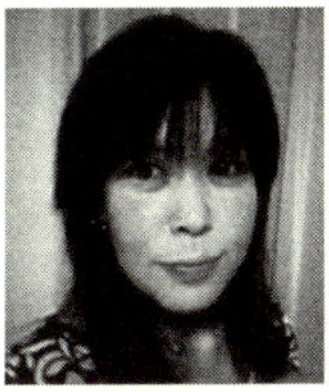

たなかみる

1971年生まれ。大阪在住。高校中退。
イラストレーター兼マンガ家。中学生・小学生の子を持つ2児の母。
著書：『マンガ お手軽躁うつ病講座High&Low』(星和書店，2004)，『マンガ 境界性人格障害&躁うつ病REMIX—日々奮闘している方々へ。マイペースで行こう！』(星和書店，2006)。HP：http://miru.oheya.jp

執筆協力

西側充宏 (にしがわ みつひろ)

1992年，大阪医科大学卒業。同大学神経精神医学教室に所属。香良病院勤務，藍野病院・藍野花園病院勤務，ねや川サナトリウム勤務を経て，2003年から阪南病院勤務。

マンガ リストカット症候群から卒業したい人たちへ
―ストップ・ザ・カッティング―

2008年1月19日 初版第1刷発行

著　者 たなかみる
執筆協力 西側充宏
発行者 石澤雄司
発行所 株式会社 星和書店
東京都杉並区上高井戸1-2-5 〒168-0074
電　話 03(3329)0031(営業)／03(3329)0033(編集)
FAX 03(5374)7186
URL http://www.seiwa-pb.co.jp

 Printed in Japan ISBN978-4-7911-0651-6